Fitness Kochbuch
Muskelaufbau Rezepte

150 Rezepte zur Bodybuilding Ernährung.

Fitnessküche: Ihr Ernährungs- & Trainingsplan um durch Muskelaufbau und Fettverbrennung den Stoffwechsel anzuregen.

IST Diplom Sport- u. Gesundheitstrainer

Kilian S. Berger & Die Fitness Profis

Great books 4YOU

1. Auflage 2019

Kilian S. Berger & Die Fitness Profis

1. Auflage 2019

ISBN: 978-3-96709-000-0

Inhalt

Begleitmaterial zu diesem Buch

Schön, dass Sie mein Buch lesen. Damit Sie schnell Muskeln aufbauen und definierter werden, erkläre ich, Kilian S. Berger, Ihnen alles, was Sie dazu brauchen.
In diesem Buch möchte ich gezielt auf die Grundlagen des Muskelaufbaus eingehen. So haben Sie alles, was Sie brauchen, um gleich los zu starten, von 150 Rezepten über Bodybuilding Ernährungstipps bis hin zu dem Sixpack Trainingsplan.

Erfahren Sie unbedingt von den **3 wichtigsten Strategien der Profis für maximalen Muskelaufbau**, die Sie garantiert noch nicht kannten! Durch intensive Recherche und mit Hilfe von Ernährungs-, Bewegungs- und Trainingswissenschaftlern konnte **der bekannte, erfolgreiche „Natural Bodybuilder“ Mischa** sowohl sein Training als auch seine Ernährung stetig weiterentwickeln. Dieses geballte Wissen hat Mischa in seinem **Programm ScienceThetics Pro** gebündelt, damit auch Sie davon profitieren können. Er verwendet die neusten Erkenntnisse – ausschließlich aus der Wissenschaft – und hat sein Training bzw. seine Ernährung außerdem auf wissenschaftliche Studien aufgebaut. In seiner Karriere konnte Mischa bereits mehr als zehntausend jungen Männern und Frauen zum erfolgreichen Umsetzen ihrer sportlichen Ziele verhelfen.

Sein umfangreiches KOSTENLOSES ONLINE TRAINING für Frauen und Männer finden Sie hier:

http://bit.ly/2KDdW3N *

Einleitung

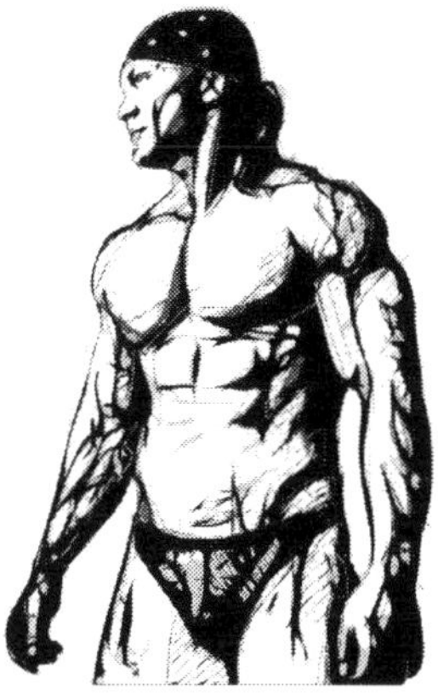

Ein „stählerner Körper“, schön definierte Muskeln, ein straffer Bauch oder ein Sixpack ...
Diese Liste könnte man ewig weiter führen. Wer träumt nicht von einem knackigen Po und einem athletischen Body?

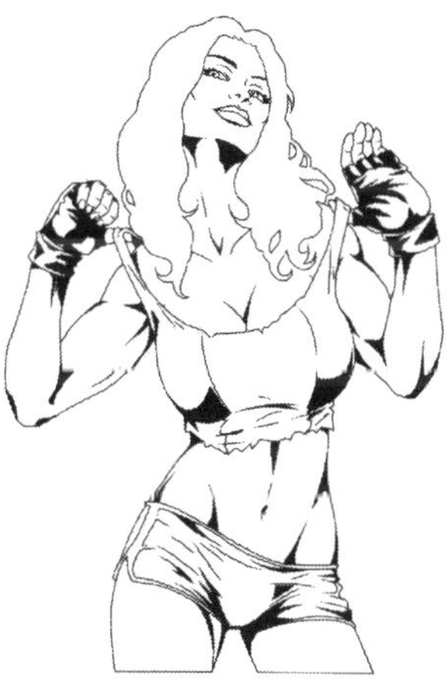

Was hindert Sie dennoch daran, Ihren Traumkörper zu bekommen?
Legen Sie ganz einfach gleich los mithilfe dieses Ratgebers und leckeren Rezepte-Sammlung zum Muskelaufbau.

Muskelmasse aufzubauen bedeutet sich stärker zu machen, sowohl körperlich als auch mental. Egal ob Frau oder Mann, Anfänger oder Fortgeschrittener, Laie oder Bodybuilder – alle haben ein gemeinsames Ziel vor Augen: den in Ihren Augen optimalen muskulösen Körper, schnellstmöglich versteht sich.

In diesem Buch erwarten Sie:

- **150 leckere Fitness- und Muskelaufbau-Rezepte mit Nährwertangaben & Fotos zum gratis Download**
- **Eine Einführung zum Thema Muskelaufbau inklusive Exkurs in die Anatomie**
- **Wichtige gesundheitliche Aspekte des Muskelaufbaus**
- **Vorstellung der richtigen Ernährung und des richtigen Trainings beim Muskelaufbau**
- **Nützliche Tipps zum Muskelaufbau**
- **Eine Einführung in das Thema Stoffwechsel und die Vorstellung der verschiedenen Stoffwechseltypen**
- **Der tägliche Bedarf an Eiweiß, Fett und Kohlehydraten beim Muskelaufbau**
- **Der ultimative Trainingsplan für einen Sixpack**

Lassen Sie mich Sie jetzt einführen in die Welt des Krafttrainings und Ihnen alles aufzeigen, was damit zusammenhängt und wichtig ist. Eines ist sicher: beim Trainieren auf Maximalkraft stoßen Sie auf Ihre Grenzen, was Sie nicht nur körperlich, sondern auch mental weiter bringen wird...

Sind Sie bereit, Ihre eigenen Grenzen neu kennenzulernen?

Was ist eigentlich Muskelaufbau?

Die Vergrößerung der Muskulatur wird als Muskelaufbau bezeichnet. Diesen Zustand erreicht man durch Bodybuilding oder Bodyshaping, also dem zielgerichteten Training durch Belastungen. Auch durch erhöhte Widerstände physischer Natur, wie Sport oder Arbeit, wird ein Muskelaufbau ausgelöst. Es gibt jedoch einen Unterschied beim Muskelaufbau: Die Muskelhypertrophie bezeichnet die Verdickung von existierenden Muskelfasern. Die Muskelhyperplasie hingegen eine Neubildung. Gerade die letzte Variante ist in ihrer Existenz umstritten. Die Vergrößerung des Querschnittes der Muskulatur wird als Muskelhypertrophie bezeichnet. Diese wird nicht etwa durch Zunahme der Muskelzellen (lat. Synzytien) hervorgerufen, sondern durch die zunehmende Verdickung der Muskelfasern. Wenn die Muskulatur über ihr normales Leistungspensum beansprucht wird, findet eine Muskelhypertrophie statt. Es wird ein Wachstumsreiz ausgelöst, der eine erhöhte Proteinlagerung zur Folge hat.

Die Faservermehrung innerhalb eines Muskels bezeichnet man als Muskelhyperplasie. Nachweisbar ist dieser Effekt beim Menschen bislang nicht. In Laborversuchen konnte man bei Tieren, bei Mäusen, den Effekt mit synthetischen Antikörpern des Proteins Myostatin nachweisen. Forscher sind der Annahme, dass sich dieser Effekt auch bei anderen Säugetieren erzielen lässt.

Die Muskeln – kleiner Exkurs in die Anatomie

Bei Menschen und Tieren ermöglichen Muskeln die Fortbewegung. Diese bestehen aus flexiblem Fasergewebe. Die Bewegung wird dem Menschen durch die Ganzheitlichkeit der Muskulatur ermöglicht. Muskeln haben die Fähigkeit sich zusammenziehen zu können. Als Zellen reagieren diese unter Verwendung von Energie und Sauerstoff. Der ausgelöste Reiz sorgt für diese Reaktion. Gewonnen wird Energie aus Zucker und dem Sauerstoff aus dem Blut. Muskeln werden grob in drei Kategorien aufgeteilt. Zum einen gibt es die Skelettmuskulatur, die für das Bewegungssystem zuständig ist, die glatten Muskeln, die innere Organe steuern und die Herzmuskulatur. Die glatten Muskeln verrichten ihre Arbeit unabhängig von der Steuerung des Menschen, während die Skelettmuskulatur mit dem Willen eines Menschen gesteuert werden kann. Das Verdauungssystem bietet ein anschauliches Beispiel über die Funktionsweise der glatten Muskulatur. Dieses lässt sich nicht vom Menschen beeinflussen, sondern arbeitet in einem ganz eigenen Tempo. Das Gleiche gilt für die Herzmuskulatur. Der Herzschlag wird ebenfalls nicht vom Willen des Menschen gesteuert. Das Herzmuskelgewebe verhindert, dass man sein Herz beliebig schlagen lassen kann. Die Muskeln bestehen aus insgesamt drei verschiedenen Fasertypen, die unterschiedliche Eigenschaften aufweisen. Für diverse sportliche Herausforderungen sind diese Unterschiede von elementarer Bedeutung.

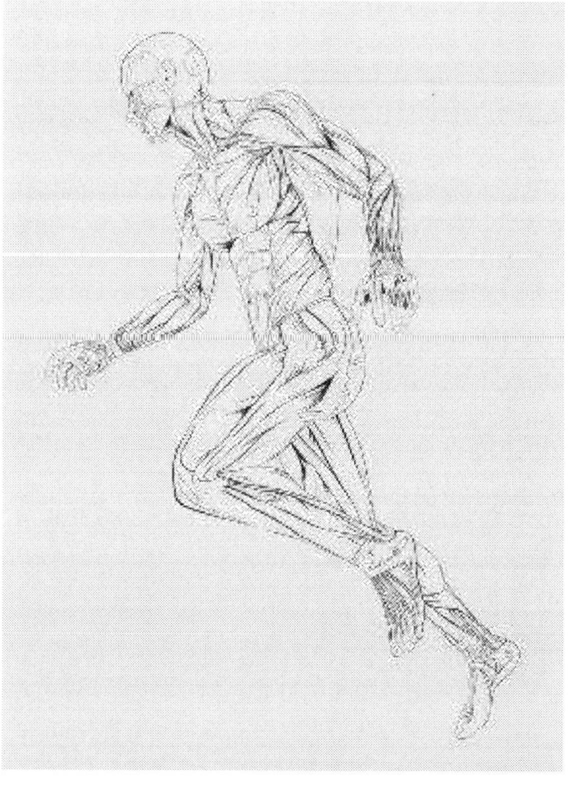

Muskelfasern rot: Die Fasern sind erschöpfungsresistent und langsam. Ideal für Radfahrer.

Intermediäre Fasern: Die intermediären Fasern arbeiten schnell und sind mittelmäßig erschöpfungsresistent.

Weiße Muskelfasern: Die weißen Muskelfasern arbeiten sehr schnell und haben eine hohe Kraftspanne auf kurzer Distanz.

Vor- und Nachteile des Muskelaufbaus

Vorteile:

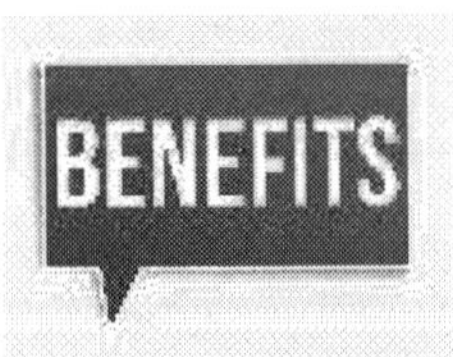

Trainingsfortschritte kontrollierbar
Die Trainingsfortschritte im Auge zu behalten, ist sehr wichtig. Die einfachste Möglichkeit der Erfolgskontrolle ist das Training bis zur Muskelerschöpfung. Regelmäßige Krafttests sind notwendig, wenn man nicht bis zum vollständigen Muskelversagen trainiert. Wenn man jedoch bis an sein Limit geht, in diesem Fall das Muskelversagen, können Fortschritte in der Trainingseinheit in Echtzeit kontrolliert werden. Auf diesem Wege hat man die Möglichkeit, rechtzeitig zu erkennen, wenn es weniger gut mit dem Training läuft. Änderungen können direkt im Bereich der Trainingseinheit oder der Ernährung umgesetzt werden.

Unterforderung vermeiden
Wie fühlt sich der Muskel vor dem Muskelversagen an? Selbst für erfahrene Sportler ist dies schwer einzuschätzen. Vor allem bei der Steigerung von Gewichten kann das schnell problematisch werden. Eine zu geringe Steigerung der Gewichte bewirkt, dass sich Sportler immer mehr von dem Muskelversagen distanzieren. Bei Athleten ist dieses Phänomen in der Praxis häufig über mehrere Wochen zu beobachten. Der geringere Trainingsreiz unterfordert den Sportler. Eine Unterforderung wird vermieden, indem man bis zum Muskelversagen trainiert.

Motivation und die mentale Balance
Viele Sportler unterschätzen den Faktor Motivation. Dabei ist dieser sehr wichtig. Ohne Motivation sind optimale Fortschritte kaum möglich. Das motivierende Gefühl bis an seine Grenzen und darüber hinauszugehen, sorgt bei Sportlern für einen immensen Motivationsschub. Dieses Gefühl kann bei ausdauernden Kraftsportlern und professionellen Bodybuildern sogar zur Sucht werden.

Nachteile:
Wenn das Nervensystem durch Muskelversagen belastet wird
Es gibt ein geringes Problem in Sachen Hypertrophietraining, das den Körper vor eine Hürde stellt: Die involvierten Systeme des Körpers reagieren unterschiedlich schnell! Verdeutlicht bedeutet das: Die Muskulatur reagiert schneller als das Nervensystem. Je mehr das Nervensystem also belastet wird, umso mehr ragt diese Diskrepanz auseinander. Der Vorgang, der in den letzten 1 bis 2 Wiederholungen vonstattengeht, bevor das Muskelversagen eintritt, ist elementar. Die Muskelfasern werden vom Körper nicht gleichzeitig beansprucht, sondern wechseln sich gegenseitig ab. Für einen kurzen Augenblick, Sekundenbruchteile, kann der Nerv "ausruhen", bevor die Muskelfaser wiederholt beansprucht wird. Der Körper kann die Kraft nur aufrechterhalten, wenn er die Muskelfasern gleichzeitig beansprucht. Das ist nötig, weil die Kraft vor dem Muskelversagen erheblich nachlässt. Die Muskelfasern sind aufgrund dessen im "Dauereinsatz". Eine lange Erholungsphase ist nötig, damit sich das Nervensystem regenerieren kann.

Gesundheitliche Aspekte beim Muskelaufbau

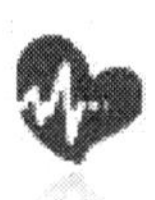

Hohe Verletzungsgefahr vor allem bei unsauberer Ausführung
Da Sie mit viel Gewichten arbeiten, ist die Gefahr größer, dass Sie sich, bei falscher Ausführung oder wenn Sie es nicht mehr halten können, schwer verletzen. Trainieren Sie mit einem Partner zusammen oder im Fitnessstudio, wo geschulte Trainer Ihnen über die Schulter blicken können. Nehmen Sie lieber weniger Gewichte und führen die Übungen dafür schön sauber und hoch konzentriert aus.
Nicht überfordern vor allem nicht bei schwachem Herz-Kreislauf-System.
Auf Maximalkraft zu trainieren ist sehr anstrengend, dafür sollten Sie entweder fit genug sein oder sich erst fit machen. Lassen Sie sich außerdem vom Arzt gründlich durchchecken, bevor Sie damit beginnen.
Nicht alle Pulver und Nahrungsergänzungsmittel sind gut!
Vor allem im Fitnessstudio kann man sich vielerlei kaufen ... Nicht alles ist aber wirklich nötig und gesund. Lassen Sie prinzipiell die Finger von chemischen Mitteln. Den Vitaminbedarf etwas abzudecken, durch solche Ergänzungen, ist absolut in Ordnung, nehmen Sie aber nicht zu viel davon zu sich. Die normale Ernährung reicht eigentlich aus und versorgt Sie mit genügend Nährstoffen. Künstlich zugeführte sind kein Ersatz!
Krafttraining senkt Risiko an Diabetes oder Bluthochdruck
... zu erkranken beziehungsweise heilt diese Krankheiten sogar.
Finger weg von Doping und anabolen Steroiden
Viele Menschen, vor allem Männer, lassen sich verlocken und nehmen diese Dinge zu sich. Die schädliche Wirkung auf die Gesundheit ist aber enorm! Vor allem bei dauerhaften, längeren Konsum. Man bekommt nicht nur Akne und Pickel am ganzen Kör-

per davon, sondern bei Frauen verändert sich auch die Stimme in eine tiefere. Männer können an Impotenz erkranken und deren Hoden schrumpfen. Außerdem kann man psychisch abhängig werden. Viele ehemalige Bodybuilder, die Steroide zu sich nahmen, leiden unter schweren Depressionen, hervorgerufen durch diese Dopingstoffe.

Überernährung

Viele Kraftsportler nehmen zu viel Eiweiß zu sich, weil sie der Meinung sind, sie bräuchten das. Dies führt zu gesundheitlichen Schäden und ist vor allem eine Belastung für die Leber. Aber auch zu viele Vitamine können negative Folgen auf die Gesundheit haben. Deshalb nehmen Sie nicht zu viel von allem zu sich, auch wenn Sie es gut meinen.

Das richtige Training auswählen

Zum Muskelaufbau sollten Sie auf Kraft trainieren. Um das Muskelwachstum schnellstmöglich anzuregen, empfiehlt sich ein Training mit Maximalkraft. Kurz gesagt: hohe Gewichte mit kurzen Wiederholungen.

Unterschied zwischen AEROBEM & ANAEROBEM TRAINING

Der große Unterschied zwischen einem anaeroben Training und aeroben Training liegt darin, dass bei einem aeroben Training beim Verbrennen von Kohlenhydraten sehr viel Sauerstoff verbraucht wird. Auf diese Art und Weise wird dann Energie für weitere Muskelarbeit gewonnen. Als Hilfestellung dienen hierbei die roten Muskelfasern, denn diese helfen einem dabei Sauerstoff aufzunehmen. Bei schnellen und intensiven Trainingseinheiten mit sehr hoher Belastung spricht man von anaerobem Training – hierbei braucht der Körper sehr viel mehr Energie. Die Energiegewinnung auf aerobem Weg reicht in der Regel dafür nicht mehr aus. Aus diesem Grund wandelt der Körper Sauerstoff mit Milchsäuregärung in Energie um. Dabei fällt in der Regel Laktat an. Diesen Prozess bezeichnet man dann als anaeroben Energiestoffwechsel. Eine sehr gute Orientierung für die Intensität des Trainings gibt in der Regel die **anaerobe Schwelle**. Diese kann einem dabei weiterhelfen herauszufinden, ob man noch aerob oder anaerob trainiert. Die aerobe Schwelle liegt in der Regel bei ca. vier Millimol pro Liter an Milchsäuregehalt im Blut.

Welches Training ist wofür am besten geeignet?

- Anaerobes Training: Für eine Steigerung der Leistung und den Aufbau von Muskeln sehr gut geeignet!

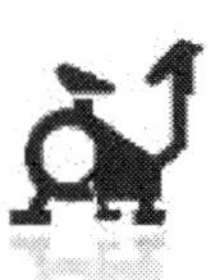

- Aerobes Training: Steigert die Ausdauer und hilft beim Abnehmen bzw. Fett verbrennen!

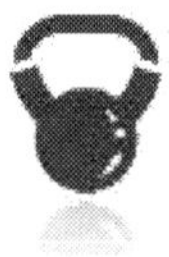

Die eine schließt die andere Trainingsform nicht aus. Es ist sogar empfehlenswert seinen Trainingsplan mit beiden Bereichen zu füllen, wobei Sie natürlich den Fokus auf das anaerobe Training zum Muskelaufbau richten.

<u>**Halten Sie sich zudem an folgende allgemeine Profi-Trainingstipps:**</u>
Absolute Beginner sollten nicht öfter als drei Mal die Woche trainieren. Auch die Trainingsfrequenz spielt eine besonders große Rolle. Gerade das intensive Krafttraining kann für Anfänger besonders anspruchsvoll sein. Deswegen ist es auch wichtig, dass die Frequenz anfangs nicht zu hoch ist. Darüber hinaus ist nach einer Trainingseinheit nicht nur der Körper, sondern auch der Geist belastet und muss sich erst mal einmal wieder regenerieren. Erst wenn eine körperliche Adaption stattgefunden hat, d. h. wenn sich der Körper an das Training gewöhnt hat, kann man mit einer Steigerung seines Trainings beginnen. Diese Adaption braucht in der Regel 30 bis 60 Tage, vorher sollten Sie also nicht zu einem neuen Trainingsplan greifen.

Was Sie beim Muskelaufbau beachten sollten

- Wer Muskeln aufbauen möchte, hat zuerst Fett abzubauen. Viele Kraftsportler beginnen mit einer Diät, damit die Muskeln, die sie sich später antrainieren, auch sichtbar sein werden. Es gibt entweder die Möglichkeit, gleichzeitig Fett ab- und Muskeln aufzubauen oder den Fettabbauprozess von dem Muskelaufbau zu trennen. Eine sehr effektive Methode, um Fett zu verbrennen, ist das Ausdauertraining im aeroben Bereich. Einsteiger beschreiben dieses Training auch sehr oft als „halb-so-anstrengendes" Ausdauertraining. Obwohl man nicht schnell läuft, hat solch ein Training eine positive Wirkung auf den Fettstoffwechsel. Eine sehr gute Orientierung für die Intensität des Trainings gibt in der Regel die anaerobe Schwelle. Darüber haben Sie bereits gelesen, im Kapitel „Das richtige Training auswählen". Beim aeroben Training handelt es sich um eine Trainingsform, die in der Regel 1/2 bis 3 Stunden dauert und bei geringer Belastung durchgeführt wird. Hierunter fallen vor allem Ausdauersportarten wie zum Beispiel das Laufen oder Schwimmen. Da 2 bis 3 Stunden für den Körper eine ziemlich große Belastung sind, sollte man als Anfänger solch eine Trainingsdauer vermeiden. Das Gewichtheben allein ist nicht empfehlenswert, um Fett abzubauen. Man wird damit kaum Erfolg haben, wenn man nicht gleichzeitig auch die Ernährung verändert und es mit ein wenig Ausdauersport verknüpft. Krafttraining im Allgemeinen kann dabei helfen, Muskeln unter der Fettschicht aufzubauen, aber das bedeutet noch lange nicht, dass sich das Fett dadurch automatisch in Muskelmasse verwandelt. Deshalb empfehle ich vor der Phase des Muskelaufbaus, sein Körperfett messen zu lassen und wenn nötig, sich zuerst auf den Fettabbau zu konzentrieren.

- Entscheidend beim Muskeln Aufbauen ist außerdem, dass Sie genügend Eiweiß zu sich nehmen.
- Die genetische Veranlagung spielt beim Muskelaufbau eine Rolle. Manche Menschen bauen, bei gleichem Training und gleicher Ernährung, einfach schneller Muskeln auf als andere. Lassen Sie sich nicht entmutigen, wenn es bei Ihnen etwas länger dauert oder es sich schwieriger gestaltet.
- Achten Sie auf die richtigen Proportionen! Manchmal ist weniger mehr. Gerade Männer neigen dazu, verstärkt den Oberkörper zu trainieren, vor allem seine Vorderseite. Das sieht nicht nur ungleichmäßig aus, sondern ist auch ungesund, denn so entstehen muskuläre Dysbalancen und Fehlhaltungen.
- Auch das richtige Mindset spielt eine besonders große Rolle. Muskeln lassen sich nicht über Nacht aufbauen, jedenfalls nicht auf natürliche und gesunde Weise. Es ist ein Prozess, der nicht nur Zeit, sondern auch die richtige Motivation benötigt. Nur mit Hilfe der richtigen Motivation kann man sich auch jeden Tag dazu motivieren, etwas für seine Figur zu tun.
  Hierbei ist es von großer Wichtigkeit, sich Ziele zu setzen, deren Erreichung realistisch ist. Wenn Sie dies nicht so umsetzen, ist die Gefahr groß, dass die eigene Motivation in den Keller fällt. Der wichtigste Faktor, um ein großes Ziel zu verwirklichen, ist **Selbstwirksamkeit.** Selbstwirksamkeit bedeutet nicht anderen Menschen etwas zu beweisen, sondern sich selbst. In der Praxis sieht das so aus, dass man ein Ziel, welches man festgelegt hat, auch erreichen kann. Wenn es sich hierbei um ein großes Ziel handelt, dann ist es verständlich, dass man dieses Ziel nicht von einem Tag auf den anderen verwirklichen kann. Deswegen ist es wichtig, dieses große Ziel zu cutten, also in viele kleine Unterziele zu unterteilen. Auch die Frage, was man Tag für Tag dafür tun kann, um seinem Ziel näher zu kommen, ist bedeutend, wenn es um Entscheidungen bezüglich der eigenen Ernährung geht.

Die besten Tipps zum Muskelaufbau

- Trinken Sie ausreichend. Am besten eignen sich stilles Wasser und ungesüßter Tee. Etwa 2-3 Liter pro Tag sind empfehlenswert, der Flüssigkeitsbedarf hängt aber von Größe, Gewicht und Ihrer körperlichen Betätigung ab. Außerdem befindet sich auch in (fester) Nahrung Flüssigkeit. Wer täglich Suppen isst, benötigt natürlich weniger Flüssigkeitszufuhr in Form von Wasser. Und wer stark schwitzt beim Training, der muss dies durch erhöhte Flüssigkeitszufuhr ausgleichen.

- Nehmen Sie kleine Mahlzeiten zu sich. So bleibt Ihr Stoffwechsel konstant und aktiv. Ein unregelmäßiges Essverhalten bringt den Stoffwechsel nämlich durcheinander und stört ihn.
- Essen Sie Knoblauch, dieser eignet sich als Booster des Stoffwechsels.
- Ausreichend schlafen. Das ist sehr wichtig, damit Sie regenerieren können und Ihr Körper volle Leistung bringen kann - eben alles so funktioniert, wie es soll. Nur wenn Sie genügend regenerieren, können Sie Muskeln aufbauen. Sollten Sie sich im Übertraining befinden, d. h. zu viel trainieren, mit zu wenig Erholung dazwischen, bauen Sie sogar Muskeln ab statt auf.
- Nikotin und Alkohol meiden. Diese beiden wirken sich auf die Gesundheit und auch speziell auf Ihren Stoffwechsel aus. Sie hemmen die Fettverbrennung und den Muskelaufbau.
- Stress reduzieren und entspannen. Negativer Stress hemmt die Fettverbrennung und fördert eine Gewichtszunahme. Denn bei vermehrtem Stress wird das Hormon Cortisol produziert vom Körper. Und Sie wollen doch Muskeln aufbauen statt Fett oder?
- Duschen Sie jeden Tag kalt oder machen Sie Wechselduschen für eine halbe Minute. Das regt Durchblutung an und bringt Sie vor allem nach dem Aufstehen oder vor dem Training auf Trab.
- Nahrungsergänzungsmittel. B 12, Eisen, Zink. Selen, Vitamin C/D, Magnesium, Kalzium usw. sollten Sie ausreichend zu sich nehmen. Natürlich in erster Linie über die Ernährung, jedoch können Sie Nahrungsergänzungsmittel hinzuziehen um sicher zu sein, Ihren Bedarf abzudecken. Zusätzlich ist es entscheidend beim Muskelaufbau alle essenziellen Aminosäuren zu sich zu nehmen. Wenn das über die Ernährung nicht immer gelingt, machen sich auch hier Nahrungsergänzungen gut. Wir empfehlen Ihnen außerdem dringend, Ihr Blutbild beim Arzt checken zu lassen. So finden Sie zum Beispiel heraus, ob Sie einen Eisenmangel haben usw. Gerade Frauen sind häufig davon betroffen, ohne es zu wissen.

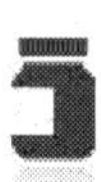

Ich persönlich empfehle Ihnen als Nahrungsergänzungsmittel die sogenannten BCAA Kapseln. Diese enthalten essenzielle Aminosäuren wie Leucin, Valin und Isoleucin und zusätzlich Vitamin B6. Es handelt sich um ein hochwertiges Produkt, was auch im professionellen Bereich von Leistungssportlern und Bodybuildern eingenommen wird. Es wird Sie optimal begleiten, auf Ihrem Weg zum Traumkörper.

Dieses Produkt ist von hoher deutscher Markenqualität und von daher nicht umsonst der VERGLEICHSSIEGER 2019. Außerdem gewährt Ihnen der Anbieter eine Zufriedenheitsgarantie, d. h. Sie können ohne Gründe das Produkt zurückgeben, sollten Sie nicht 100 % zufrieden sein. Verzichten Sie also auf keinen Fall beim Mus-

kelaufbau auf dieses Nahrungsergänzungsmittel, wenn Sie eine mangelhafte Zufuhr an den essenziellen Aminosäuren nicht ganz sicher ausschließen können. Das Hilfsmittel sorgt, regelmäßig eingenommen, für den optimalen Muskelaufbau, ist also unabdingbar, wenn Sie effektiv und SCHNELL Muskeln aufbauen möchten:

https://amzn.to/2Z3Os2q

Die richtige Ernährung für Kraftsportler

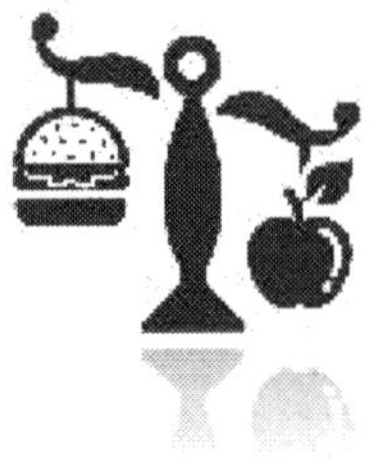

Der „normale" Tagesbedarf an Proteinen entspricht durchschnittlich 0,8 mg je Kilogramm an Körpergewicht. Für Kraftsportler, also Menschen, die Muskeln aufbauen möchten, empfiehlt sich, je nach Stoffwechseltyp 2-2,8 Gramm pro kg an Körpergewicht. Genauere Angaben je Stoffwechseltyp entnehmen Sie bitte dem Kapitel „Welcher Stoffwechseltyp sind Sie?", dazu bestimmen Sie zuerst, welcher Typ Sie sind.

Die biologische Wertigkeit der Proteine

Für den Menschen sind Eiweiße elementar und wichtig für das Überleben. Diese bestehen aus Bausteinen der Aminosäuren. Als Filter für chemische Reaktionen sind Proteine (Eiweiße) in allen Zellen enthalten. Die Aminosäuren - die Bausteine des Proteins - übernehmen hierbei eine wichtige Rolle. Diese kann der Körper nicht eigenständig produzieren, sondern werden von der Nahrung aufgenommen.

Die Qualität der Proteine ist über die Menge erhaben. Je mehr Aminosäuren im Eiweiß enthalten sind, umso biologisch höherwertig ist es. Die Tatsache, wie gut sich das Eiweiß vom Körper verarbeiten lässt, bezeichnet man als biologische Wertigkeit. Hühnerei, Thunfisch und Rindfleisch gelten als beste Lieferanten des Eiweißes für den Körper des Menschen. Milchprodukte, Hülsenfrüchte und Nüsse erreichen ebenfalls einen guten Rang in Bezug auf die biologische Wertigkeit. Die Kombination aus pflanzlichem und tierischem Eiweiß ist ideal, da sich diese Eiweißquellen optimal ergänzen.

Nehmen Sie genug Kalorien beziehungsweise Kohlenhydrate zu sich!

Für die Muskelzellen sind neben Fetten vor allem Kohlenhydrate essenziell. Kohlenhydrate mit komplexem Aufbau werden in Zucker und Glucose aufgeschlüsselt. Der Energievorrat ist der Glykogenspeicher in der Leber. Auch in den Muskelzellen ist dieser zu finden. Für das Krafttraining wird Adenosintriphosphat, abgek. ATP, benötigt.

Diese werden aus der Glucose und dem Glykogenspeicher für die Muskelzellen gewonnen. Eine ausreichende Menge an Kohlenhydraten ist daher sehr wichtig. Andernfalls greift der Körper auf die Proteine zurück, um Energie zu generieren. Kohlenhydrate fungieren daher als Treibstoff. Damit der Körper Aminosäuren aus Proteinen für die Muskeln verwenden kann, benötigt er diese Kohlenhydrate.

Fett aufnehmen, um Muskeln aufzubauen!
Eine Fettverbrennung ohne Fette ist nicht möglich. Das klingt erst mal nicht so plausibel, aber lässt sich schlüssig erklären. Fette spielen bei der Bildung des Hormons Testosteron eine wichtige Rolle. Dieses Hormon ist für den Muskelaufbau entscheidend. Testosteron wird durch Cholesterol umgewandelt, was wiederum von Fettsäuren aufgebaut wird. Auf der anderen Seite ist Fett sehr gehaltvoll. 9 Kalorien bringt ein Gramm Fett. Fettdepots werden gebildet, wenn zu viel Fett aufgenommen wird. Daher muss bei dieser Energiequelle gut gerechnet werden. Je nachdem, welcher Stoffwechseltyp Sie sind, sollten Sie 45-65 Gramm am Tag an Fett zu sich nehmen, um optimal Muskeln aufbauen zu können. Dies hängt auch von Ihrer Körpergröße ab. Genauere Angaben je Stoffwechseltyp entnehmen Sie bitte dem Kapitel „Welcher Stoffwechseltyp sind Sie?“, dazu bestimmen Sie zuerst, welcher Typ Sie sind.

Die Rolle des Stoffwechsels beim Muskelaufbau

Der Stoffwechsel ist ein lebenswichtiger Vorgang im menschlichen Körper. Die aufgenommene Nahrung muss an die jeweiligen Stellen unseres Organismus transportiert werden. Dabei ist die Rede von sogenannten Zwischenprodukten, auch Metaboliten genannt und Endprodukten. Die Hauptaufgabe des Stoffwechsels ist es, Körpersubstanzen auf- sowie abzubauen beziehungsweise aufrechtzuerhalten oder auszutauschen. Dies nennt man Baustoffwechsel. Beim Sport ist es beispielsweise wichtig, Energie zu gewinnen. Dieser Prozess unterliegt dem Energiestoffwechsel. Außerdem ist eine wichtige Funktion des Stoffwechsels, Stoffe umzuwandeln, die schädlich für uns sind, sodass wir sie ausscheiden können. Prinzipiell unterscheidet man beim Stoffwechsel anabole und katabole Reaktionen. Katabole Reaktionen: Hier werden

Produkte des Stoffwechsels abgebaut. Anabole Reaktionen: Stoffe werden aufgebaut. Aus diesen beiden Vorgängen des Auf- und Abbaus ergeben sich sogenannte Zwischenprodukte, die umgewandelt werden. Bei der Aufnahme von Nahrung unterscheidet man drei Nährstoffarten: Kohlenhydrate, Proteine und Fette. Unsere Körpermasse besteht übrigens zu ungefähr 20 % aus Proteinen. Unser Körper produziert sie durch Aminosäuren. Davon gibt es sehr viele verschiedene, die eigene Eigenschaften aufweisen. Das aufgenommene Eiweiß wird in den Darm geleitet, wo es in Aminosäuren zerlegt und dann zum Blut transportiert wird. Auf diese Art bilden sich Zellen neu oder reparieren sich. Auch Muskeln werden so aufgebaut. Kohlenhydrate sind sehr schnelle Energielieferanten und werden bereits im Mund umgewandelt, in einfache Zuckerarten wie die Glucose. Dabei helfen Enzyme. Die Kohlenhydrate werden vom Dünndarm aufgenommen und von dort in das Blut befördert. Das Blut bringt die Kohlenhydrate zu den Zellen, diese, die nicht vom Körper gebraucht werden, um Energie zu gewinnen, werden gespeichert. Sie werden Metaboliten genannt und finden einen Zwischenspeicher in der Leber und der Muskulatur. Ist dort kein Platz mehr, wird diese unverbrauchte Energie umgewandelt in Körperfett. Genau so wird an Gewicht zugelegt, also entsteht das Übergewicht. Wenn Störungen vorhanden sind in diesem Kohlenhydrate-Stoffwechsel, ist die Rede einer Stoffwechselstörung. Diabetes mellitus ist zum Beispiel eine, die häufig auftritt.

Welcher Stoffwechseltyp sind Sie?

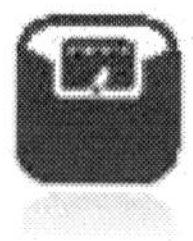

Der aus Amerika stammende Mediziner W. H. Sheldon unterteilte bereits im Jahre 1942 den Körper des Menschen in drei Stoffwechseltypen. Diese lauten: mesomorph, ektomorph, endomorph. Zu jedem Typ lassen sich bestimmte Merkmale des Körpers zuschreiben. Finden Sie nun heraus, welcher Typ Sie sind, damit Sie Ihre Ernährung und Ihr Training dementsprechend anpassen können, für optimale Ergebnisse. Es sei gleich anfangs erwähnt, dass Menschen selten nur einem einzigen Stoffwechseltyp angehören. Meistens sind es Mischformen, die auf Personen zutreffen. Auch diese Mischformen lassen sich wieder unterteilen in weitere, hierbei geht es aber darum, dass Sie sich lediglich orientieren. Anhand der aufgezählten Merkmale eines jeden Typs können Sie sich selbst kategorisieren und sich einen oder auch mehrere Typen zuschreiben. Nehmen Sie die Tipps an, die wir zu jedem der Stoffwechseltypen geben, damit Sie die bestmöglichen Resultate beim Sport oder bei einer Diät erzielen. Ein Beispiel einer Mischform ist die Mischung des endomorphen mit dem mesomorphen Stoffwechseltyp. Sie können davon ausgehen, dass Sie dieser Mischtyp sind, wenn Sie zwar sportlich sind und muskulös aussehen, jedoch leicht und schnell Fett einlagern.

Mesomorpher Typ

- Brustkorb ist kräftig
- Haar ist dick
- Körperform wie ein „V“
- Wangenknochen sind markant
- Der Unterkiefer ist eher massiv
- Die Gesichtsform ist lang und breit
- Fett wird hauptsächlich am Bauch und an den Hüften eingelagert
- Athletisch, ausgeprägte Muskulatur

Wenn Sie sich diesem Typ zuschreiben können, sind Trainingseinheiten von langer Dauer ideal für Sie. Machen Sie nur kurze Pausen bei Ihrem Training und sorgen Sie für viel Abwechslung und neue Herausforderungen. Bei der Ernährung sollten Sie darauf achten, genug Eiweiß zu sich zu nehmen, denn Sie tendieren zu einem erhöhten Bedarf. Ansonsten ernähren Sie sich ausgewogen.

Ektomorpher Typ

- Oberkörper ist kurz
- Arme und Beine sind eher lang
- Die Hände und Füße fallen schmal aus im Vergleich zum Rest
- Fett wird eher weniger eingelagert

- Die Schultern sind schmal und der Brustkorb ist klein
- Haar ist dünn
- Muskeln sind lang geformt und eher dünn

Wenn Sie sich als diesen Typ erkennen, sollten Sie Krafttraining bevorzugen um Muskeln (dauerhaft) aufzubauen beziehungsweise zu erhalten. Gönnen Sie sich längere Pausen während Ihres Trainings. Es kann sein, dass Sie sich anfangs schwer tun beim Muskelaufbautraining. Wenn Sie sich daran halten, achten Sie bei Ihrer Ernährung darauf, dass Sie genügend Energie zu sich nehmen sowie Eiweiß. Denn das benötigen Sie verstärkt, wenn Sie Muskelaufbau betreiben (ansonsten nicht).

Endomorpher Typ

- Arme und Beine fallen kurz aus im Vergleich zum Rest
- Gesicht ist rund
- Die Hüften sind eher breit
- Fett wird vermehrt eingelagert
- Haar ist dünn
- Muskeln sind weich

Gehören Sie diesem Typ an, sollten Sie Ihr Training so gestalten, dass es in erster Linie dem Fettabbau dient. Ausdauertraining eignet sich dafür gut. Halten Sie während Ihres Trainings die Intensität. Für diesen Typ eignet sich die Low Carb Ernährung besonders.

Hieraus wird deutlich, dass der ektomorphe Stoffwechseltyp den aktivsten Stoffwechsel hat, wohingegen den langsamsten, der sogenannte endomorphe hat.

Täglicher Bedarf an Eiweiß und Fett je nach Stoffwechseltyp

Täglicher Eiweißbedarf der verschiedenen Stoffwechseltypen in der Muskelaufbau-Phase:

Ektomorph: 2 – 2,4 g pro kg an Körpergewicht
Mesomorph: 2,2 – 2,6 g pro kg an Körpergewicht
Endomorph: 2,2 – 2,8 g pro kg an Körpergewicht

Täglicher Fettbedarf der verschiedenen Stoffwechseltypen in der Muskelaufbau-Phase:

Ektomorph:
Bis 75 kg: 45 – 50 g
75 - 100 kg: 50 – 55 g
Über 100 kg: 55 – 60 g

Mesomorph:
Bis 75 kg: 40 – 45 g
Bis 100 kg: 45 – 50 g
Über 100 kg: 50 – 55 g

Endomorph:
Bis 75 kg: 50 – 55 g
Bis 100 kg: 55 – 60 g
Über 100 kg: 60 – 65 g

Trainingsplan für den SIXPACK

Hier finden Sie einen Trainingsplan, mit dem Sie Ihren Traum-Sixpack aufbauen können. Dieser Plan ist für Fortgeschrittene geeignet, da er sehr intensiv ist. Vor allem beim männlichen Geschlecht ist er beliebt, jedoch können ihn genauso gut Frauen anwenden.

Als kleine Basic-Ausrüstung für diesen Plan empfehle ich Ihnen eine Trainingsmatte, die Sie überall, egal ob drinnen oder draußen, als Unterlage benutzen können. So schützen Sie Ihren Rücken beim Training. Falls Sie noch nicht über eine adäquate Sportmatte verfügen, stelle ich Ihnen mein persönliches Lieblingsmodell von Adidas vor. Mit der schwarzen Trainingsmatte machen Sie nicht nur eine gute Figur, sondern profitieren dank der guten Qualität von einer sehr langen Haltbarkeit: https://amzn.to/2XbCQJa

Ansonsten benötigen Sie für diesen Sixpack Plan ein einfaches Sprungseil und einen Ball. Je mehr Gewicht der Ball hat, umso effektiver ist das Training. Sie können das Gewicht von Zeit zu Zeit auch steigern. Ich persönlich benutze einen schweren Medizinball. Das Warm-up ist übrigens Pflicht vor jedem Training und entscheidend für Ihren Trainingserfolg. Ebenso das Abwärmen danach, damit Sie besser regenerieren können beziehungsweise Ihr Kreislauf herunterfahren kann. Vielen ist es nicht bewusst, dass ohne Auf- und Abwärmen nicht die gleichen Trainingserfolge entstehen und schlichtweg weniger Muskeln aufgebaut werden können. Zudem ist die Verletzungsgefahr beim Sport größer. Verzerrungen, Stürze oder Muskelkrämpfe können schneller auftreten. Dieser Sixpack Plan funktioniert als eigenständiges Training für Ihren Bauch. Allerdings empfehle ich Ihnen, ihn in Kombination mit einem Ganzkörper-Training durchzuführen. Es steigert die Trainingsintensität, wenn Sie zuvor bereits ein Work-out für den ganzen Körper durchgeführt haben. Außerdem funktioniert es nie, nur eine Stelle am Körper, etwa den Bauch, zu trainieren. Sie müssen immer Ihren ganzen Körper in Form bringen und gleichmäßig belasten.

Kleine Trainings-Übersicht:
Montag: Training
Dienstag: Regeneration
Mittwoch: Training
Donnerstag: Regeneration
Freitag: Training
Samstag: Extra-Training (darf aber bei Bedarf der Erholung ausgelassen werden)
Sonntag: Regeneration

Aufwärmen (Vor jedem Training durchführen)

Übung	Sätze	Wiederholungen	Pause
5 Min. schnelles Gehen		In einem Durchgang	
Leichte Kniebeugen	3 a 60 Sek.	15	-
Sprungseil	3 a 60 Sek.	15	-

Sixpack-Training für Fortgeschrittene

Übung	Sätze	Wiederholungen	Pausen
Kraulen (auf den Bauch legen, Brust vom Boden anheben, Po anspannen und dann Arme anheben und mit den Armen weite Kraulbewegungen machen, ohne dabei den Boden zu berühren) 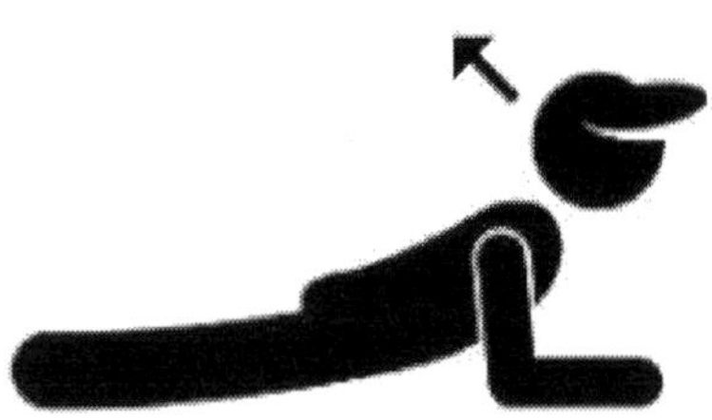	2	8-12	10 Sekunden

Sit-ups (auf den Rücken legen, Beine angewinkelt, langsam auf- und abrollen, dabei den Oberkörper so hoch wie möglich bringen) 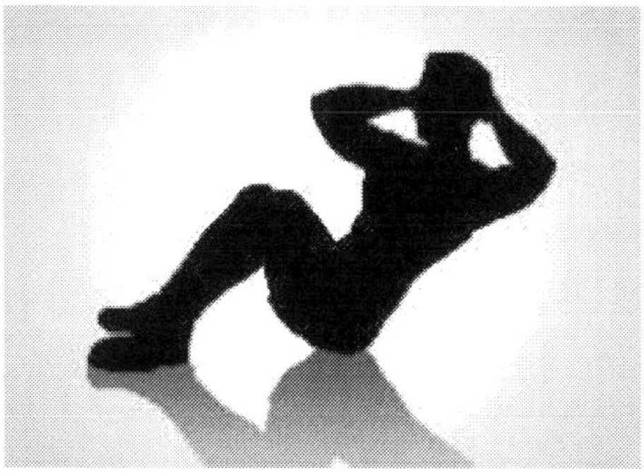	3	8-12	10 Sekunden
Seitliches Körperbrett (auf die Seite legen, mit dem Unterarm abstützen und dann den Rest des Körpers hochdrücken – nur auf den beiden Fußkanten zusätzlich abstützen – beide Seiten machen) 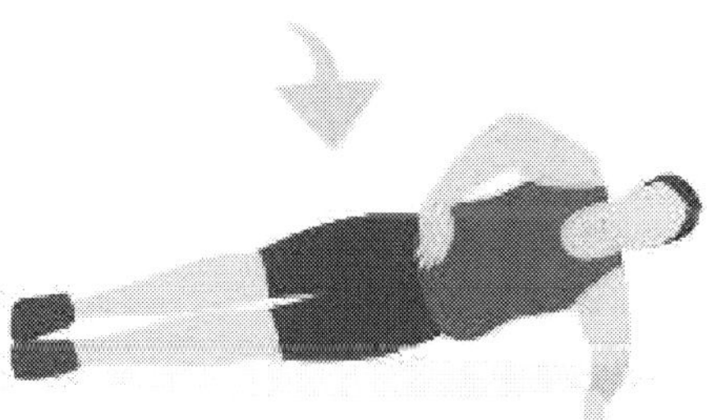	2	20-120 Sek. halten	10 Sekunden

Seitliche Crunches (s. Sit-ups, Unterschied: Beine anheben im rechten Winkel, rechte Schulter zum linken Knie führen und andere Seite) 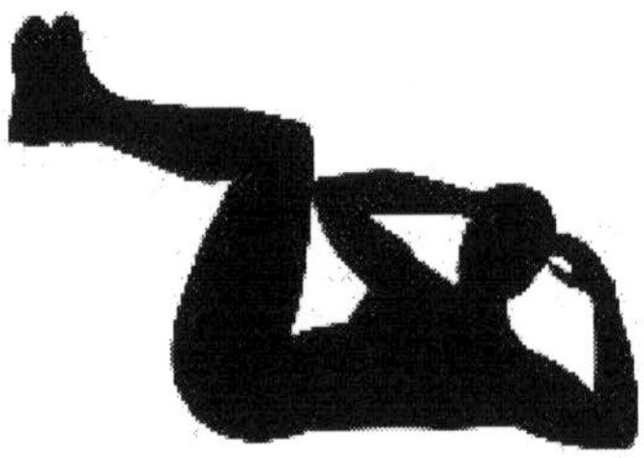	2	8-12	10 Sekunden
Sit-ups Pushes (s. Sit-ups, Unterschied: Oben mit dem Oberkörper bleiben und ganz schnelle kleine Auf- und Ab-Bewegungen machen) 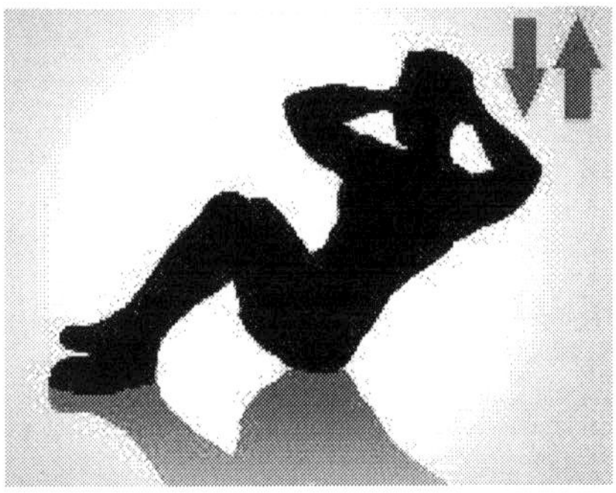	3	8-12	10 Sekunden

Körperbrett (auf den Bauch legen, mit beiden Unterarmen abstützen, Bauch anspannen, Körper anheben und nur mit Fußspitzen abstützen) 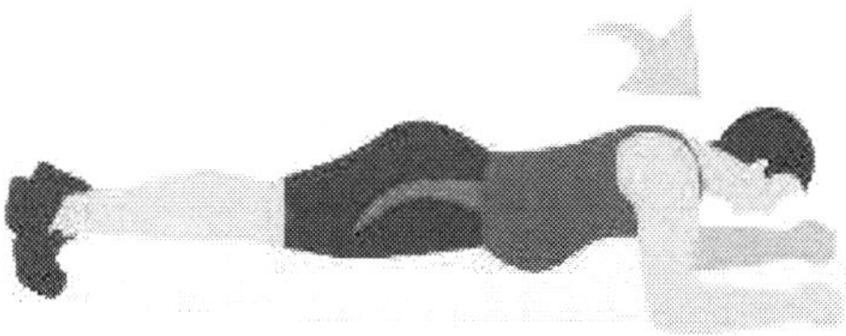	2	8-12	10 Sekunden
Beine anheben und halten (auf den Rücken legen, Rücken und Arme fest in den Boden drücken, beide Beine anheben und HALTEN ungefähr auf 45 Grad) 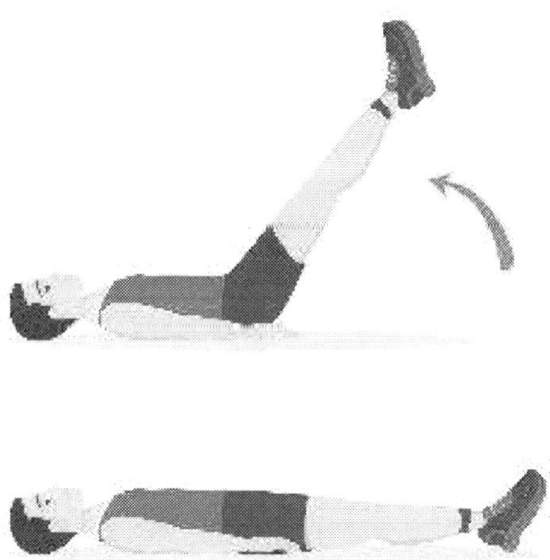	2	20-120 Sek. halten	10 Sekunden

Sit-ups mit Beine in der Luft (Beine durchstrecken und in der Luft halten auf ungefähr 45 Grad, dann Sit-ups durchführen nur aus dem Oberkörper) 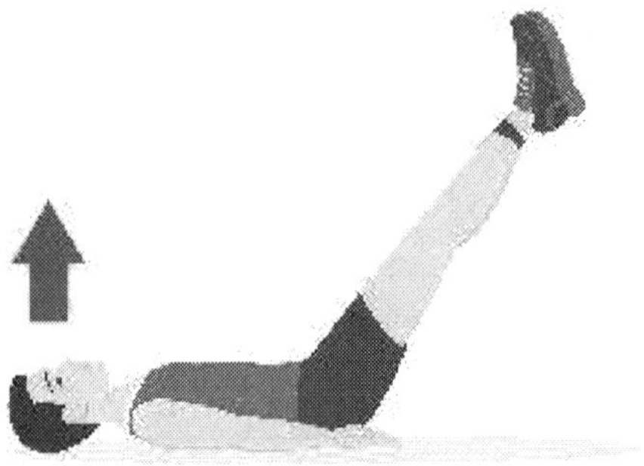	2	8-12	10 Sekunden
Sit-ups mit Ball (Arme nach hinten ausstrecken und Beine lang machen, Ball in die Hände nehmen, Ball zur Mitte führen während man beide Beine gleichzeitig anhebt – synchron zu den Armen. In der Mitte dann den Ball den Füßen übergeben und Beine und Arme gleichzeitig lang machen – kurz über dem Boden stoppen (Boden nicht berühren) und wiederholen 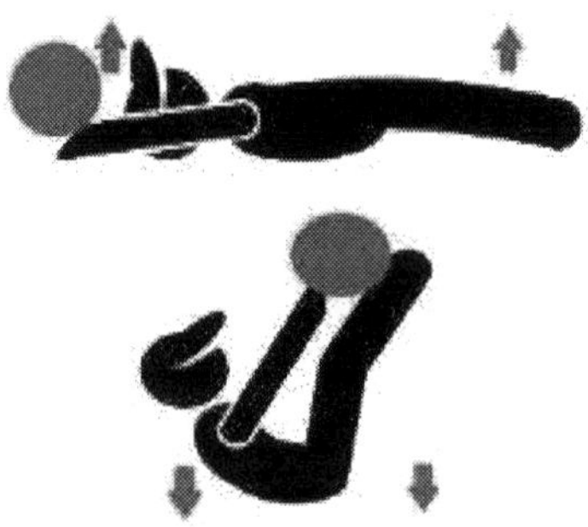	2	8-12	10 Sekunden

Sit-ups in der Luft (Beine anheben im angewinkelten Zustand und oben lassen – dann Oberkörper hoch und ebenfalls halten. Knie und Oberkörper sind möglichst nah beieinander und in dieser Position dann ganz kleine schnelle Auf- und Ab-Bewegungen machen) 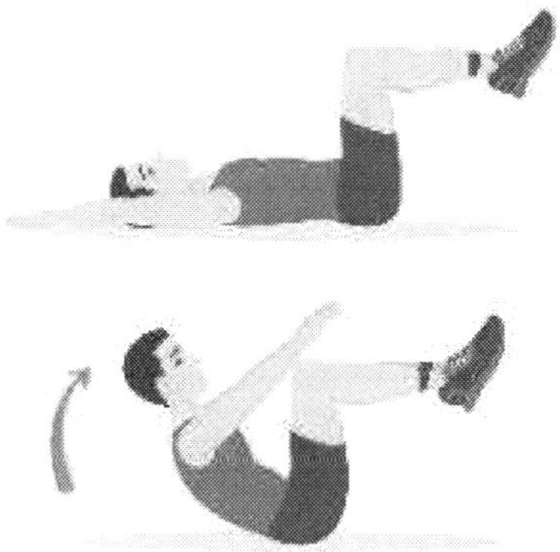	3	20-120 Sek. halten und pushen	10 Sekunden
Seitliches Körperbrett Pushes (s. Seitliches Körperbrett, Unterschied: Das obere Bein weg vom Boden und ausstrecken, mit Taille bzw. Rumpf kleine schnelle Auf- und Ab-Bewegungen machen) 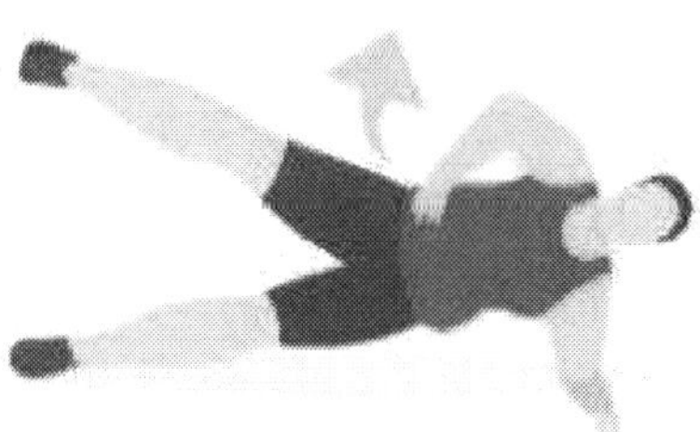	2	20-120 Sek. halten und pushen	10 Sekunden

Cool-Down (Abwärmen nach jedem Training)

Übung	Sätze	Wiederholungen	Pause
Spazieren gehen	**In einem Durchgang**	**Keine**	**Keine**
Beine lockern mit Kick nach vorn	**3 Sätze**	**10**	**20 Sek.**
Beinvorderseite dehnen (hüftbreiter Stand, abwechselnd links und rechts die Ferse zum Po ziehen)	**In einem Durchgang**		**Keine**
Beinrückseite dehnen (hüftbreiter Stand, Knie durchgestreckt, Fingerspitzen zum Boden)	**In einem Durchgang**		**Keine**
Brust dehnen (Arme links und rechts öffnen, Brust raus drücken)	**In einem Durchgang**		**Keine**
Bauch dehnen (beide Arme nach oben ziehen, Bauch lang machen/strecken)	**In einem Durchgang**		**Keine**

150 MUSKELAUFBAU & FITNESS-REZEPTE

In den folgenden Kapiteln finden Sie meine leckeren Rezepte mit Nährwertangaben. Viel Spaß beim Nachkochen und vor allem einen Guten Appetit!
Unter diesem Link können Sie alle Rezepte mit Farbfotos gratis downloaden:

https://great-books4you.com/Muskelaufbau-Rezepte

Sollte der Download nicht funktionieren, so schreiben Sie bitte an:
greatebooks.4u@gmail.com
Wir von Great Books 4YOU werden dann dafür sorgen, dass Sie die Datei mit meiner Rezeptsammlung direkt per E-Mail als Anhang erhalten.

Fatburner-Rezepte

Detox-Tee

Zubereitungsdauer	5 Minuten
Portionen	1
Kalorien pro Portion	23,8 kcal
Fett	0,4g
Kohlenhydrate	4,2g
Eiweiß	0,8g

Zutaten:
- 1 Beutel grüner Tee
- 5 Scheiben Gurke
- 1 Zitrone in Scheiben
- 2 Scheiben Ingwer
- 1 Handvoll Minze

Zubereitung:
Gurke, Zitrone, Ingwer, Minze und Teebeutel in ein Glas oder eine Tasse geben und dann mit heißem Wasser übergießen.

Gemüse-Smoothie

Zubereitungsdauer	5 Minuten
Portionen	1
Kalorien pro Portion	112,8 kcal
Fett	1,9g
Kohlenhydrate	20,9g
Eiweiß	2,4g

Zutaten:

- 1 halbe Gurke
- 1 Möhre
- 5 Cherrytomaten
- 1 Apfel
- 1 Limette
- 1 Handvoll Petersilie

Zubereitung:
Alle Zutaten pürieren.

Tomaten-Möhren-Saft

Zubereitungsdauer	5 Minuten
Portionen	1
Kalorien pro Portion	86,6 kcal
Fett	1,8g
Kohlenhydrate	13,6g
Eiweiß	3,4g

Zutaten:

- 3 große Tomaten
- 3 Möhren
- 100 ml Wasser
- Saft einer Zitrone
- etwas Salz und Pfeffer

Zubereitung:
Tomaten und Möhren mithilfe eines Mixers mit Wasser pürieren. Anschließend abschmecken, mit reichlich Zitronensaft und etwas Salz und Pfeffer.

Gurken-Chili-Smoothie

Zubereitungsdauer	5 Minuten
Portionen	1
Kalorien pro Portion	101,8 kcal
Fett	2,0g
Kohlenhydrate	18,6g
Eiweiß	1,6g

Zutaten:

- 200 g Gurke
- 100 g Ananas oder Apfel
- 1 TL Ingwer
- 1 Chilischote
- Saft einer Limette
- 100 ml Wasser

Zubereitung:
Alle Zutaten pürieren.

Detox-Suppe

Zubereitungsdauer	15 Minuten
Portionen	2
Kalorien pro Portion	171,4 kcal
Fett	6,8g
Kohlenhydrate	19,5g
Eiweiß	6,9g

Zutaten:

- 1 Stange Sellerie und 1 Stange Lauch
- 100 g Spinat
- 100 g Pastinake
- 1 Zwiebel
- 100 g Möhren
- 1 EL Kokosöl, 1 EL Ingwer, 1 Chili
- Saft einer halben Zitrone
- 1 Handvoll Petersilie und Basilikum
- 500 ml Wasser oder Gemüsebrühe

Zubereitung:
Die Zutaten der Suppe klein schneiden und in Gemüsebrühe oder einfach in Wasser kochen. Chili, Ingwer und Kokosöl dazugeben. Zum Ende die Kräuter und den Zitronensaft zur Suppe geben.

Stoffwechsel-Tee

Zubereitungsdauer	5 Minuten
Portionen	1
Kalorien pro Portion	28,2 kcal
Fett	0,4g
Kohlenhydrate	5,0g
Eiweiß	1,0g

Zutaten:

- 1 Zitrone
- 1 EL Ingwer
- Minze & Brennnessel

Zubereitung:
Zitrone, Minze, Brennnessel und Ingwer in die Tasse geben und mit kochendem Wasser übergießen.

Grüner Smoothie

Zubereitungsdauer	10 Minuten
Portionen	1
Kalorien pro Portion	388,6 kcal
Fett	22,3g
Kohlenhydrate	32,6g
Eiweiß	11,7g

Zutaten:

- 100 g Spinat
- 100 g Grünkohl
- 100 g Mixsalat
- 100 g Gurke
- 80 g Avocado
- 1 Handvoll Petersilie
- 100 g Banane
- 1 EL Zitronensaft
- 2 TL Agavensirup oder 3 Datteln
- 250 ml Wasser
- Beeren zum Garnieren

Zubereitung:
Alle Zutaten pürieren, mit Zitronensaft und Agavensirup abschmecken. Anschließend mit Beeren und Kräutern garnieren.

Eiweiß-Shakes für den Muskelaufbau

Schoko-Nuss-Proteinshake

Zubereitungsdauer	10 Minuten
Portionen	1
Kalorien pro Portion	590,3 kcal
Fett	25,6g
Kohlenhydrate	45,6g
Eiweiß	40,2g

Zutaten:

- 250 ml Milch
- 100 g Naturjoghurt oder Skyr
- 30 g Nüsse
- 2 TL Kakao
- 100 g Banane
- 20 g Proteinpulver bei Bedarf

Zubereitung:
Alle Zutaten pürieren.

Erdbeer-Quark-Shake

Zubereitungsdauer	5 Minuten
Portionen	1
Kalorien pro Portion	360,5 kcal
Fett	5,8g
Kohlenhydrate	26,1g
Eiweiß	48,8g

Zutaten:

- 300 ml Milch
- 150 g Magerquark
- 100 g Erdbeeren
- 20 g Proteinpulver bei Bedarf

Zubereitung:
Alle Zutaten pürieren.

Veganer Brokkoli-Proteinshake

Zubereitungsdauer	10 Minuten
Portionen	1
Kalorien pro Portion	453,6 kcal
Fett	15,4g
Kohlenhydrate	46,1g
Eiweiß	29,7g

Zutaten:

- 200 ml Buttermilch
- 100 g Brokkoli
- 80 g Avocado
- 100 g Banane
- Saft einer Zitrone
- 1 TL Honig/Agavensirup
- 20 g Proteinpulver bei Bedarf

Zubereitung:
Alle Zutaten pürieren, am Ende mit Zitrone und Honig abschmecken.

Mandel-Kiwi-Proteinshake

Zubereitungsdauer	5 Minuten
Portionen	1
Kalorien pro Portion	340,9 kcal
Fett	15,2g
Kohlenhydrate	22,0g
Eiweiß	26,8g

Zutaten:

- 200 ml Milch/Mandelmilch
- 80 g Naturjoghurt oder Skyr
- 20 g Mandeln
- 2 Kiwis und 20 g Proteinpulver bei Bedarf

Zubereitung:
Alle Zutaten pürieren.

Bunter Proteinshake

Zubereitungsdauer	10 Minuten
Portionen	1
Kalorien pro Portion	398,0 kcal
Fett	7,0g
Kohlenhydrate	38,3g
Eiweiß	43,0g

Zutaten:

- 300 ml Milch
- 100 g Magerquark
- 100 g Banane
- Heidelbeeren/Lebensmittelfarbe zum Färben
- 1 TL Leinsamen
- 20 g Proteinpulver bei Bedarf

Zubereitung:
Milch, Quark und Banane mixen, danach ein paar Heidelbeeren pürieren und zusammen mit Lebensmittelfarbe dazugeben, um den Shake einzufärben. Anschließend mit Leinsamen garnieren.

Schoko-Banane-Proteinshake

Zubereitungsdauer	5 Minuten
Portionen	1
Kalorien pro Portion	428,6 kcal
Fett	6,3g
Kohlenhydrate	52,2g
Eiweiß	38,1g

Zutaten:

- 200 ml Milch
- 100 g Naturjoghurt oder Skyr
- 150 g Bananen
- 2 EL Kakao
- 1 EL Erdnussbutter
- 20 g Proteinpulver bei Bedarf

Zubereitung:
Alle Zutaten pürieren.

Apfel-Zimt-Proteinshake

Zubereitungsdauer	10 Minuten
Portionen	1
Kalorien pro Portion	367,4 kcal
Fett	10,8g
Kohlenhydrate	30,2g
Eiweiß	35,0g

Zutaten:

- 200 ml Milch
- 50 g Magerquark
- 50 g Naturjoghurt oder Skyr
- 100 g Apfel, klein geschnitten
- 1 TL Zimt
- 10 g Walnüsse
- 20 g Proteinpulver bei Bedarf

Zubereitung:
Alle Zutaten pürieren, mit Zimt abschmecken.

Haferflocken-Erdbeershake

Zubereitungsdauer	10 Minuten
Portionen	1
Kalorien pro Portion	443,7 kcal
Fett	6,9g
Kohlenhydrate	59,0g
Eiweiß	33,6g

Zutaten:

- 200 ml Milch
- 100 g Naturjoghurt oder Skyr
- 3 EL feine Haferflocken
- 150 g Erdbeeren
- 100 g Banane
- 1 TL Honig
- 20 g Proteinpulver bei Bedarf

Zubereitung:
Alle Zutaten pürieren.

Vanille-Proteinshake

Zubereitungsdauer	5 Minuten
Portionen	1
Kalorien pro Portion	421,8 kcal
Fett	11,3g
Kohlenhydrate	37,9g
Eiweiß	39,4g

Zutaten:

- 300 ml Milch
- 100 g Magerquark
- Mark einer Vanilleschote
- 1 EL Chia- oder Leinsamen
- 100 g Banane und 20 g Proteinpulver bei Bedarf

Zubereitung:
Alle Zutaten pürieren.

Kaffee-Proteinshake

Zubereitungsdauer	10 Minuten
Portionen	1
Kalorien pro Portion	257,9 kcal
Fett	5,4g
Kohlenhydrate	26,8g
Eiweiß	23,8g

Zutaten:

- 150 ml Milch
- 1 Tasse Espresso oder 100 ml starken Kaffee
- 100 g Banane
- 1 TL Chia- oder Leinsamen
- 20 g Proteinpulver bei Bedarf

Zubereitung:
Alle Zutaten pürieren.

Schoko-Minze-Proteinshake

Zubereitungsdauer	10 Minuten
Portionen	1
Kalorien pro Portion	557,6 kcal
Fett	33,9g
Kohlenhydrate	37,7g
Eiweiß	21,4g

Zutaten:

- 250 ml Milch
- 100 g Naturjoghurt oder Skyr
- 80 g Avocado
- 3 EL Kakao
- 3 Stiele Minze
- 2 EL Honig/Agavensirup

Zubereitung:
Alle Zutaten pürieren, mit Minze abschmecken und garnieren.

Rezepte für den Muskelaufbau

Frühstück

Joghurt-Sonnenblumen-Brötchen

Zubereitungsdauer	65 Minuten
Portionen	12
Kalorien pro Portion	136,9 kcal
Fett	4,1g
Kohlenhydrate	13,1g
Eiweiß	10,9g

Zutaten (für 15 Brötchen):

- 500 g Joghurt
- 4 Eier
- 200 g Quark
- 30 g Eiweißpulver neutral
- 200 g Haferkleie
- 1 Päckchen Backpulver
- 30 g Flohsamenschalen
- 2 EL Chia-Samen
- 50 g Sonnenblumenkerne
- 1 TL Salz

Zubereitung:

Alle Zutaten ordentlich vermengen und verkneten, bis ein schöner Teig entsteht. Dann ein paar Min. ruhen lassen, damit Chia- und Flohsamenschalen ausreichend quellen können. Danach noch mal reichlich durchkneten und 12 kleine kugelförmige Brötchen formen, in Sonnenblumenkernen wälzen und auf ein ausgelegtes Blech legen. Anschließend bei 170 Grad backen, bis sie ihre gewöhnliche Bräunung erreichen.

Protein-Beeren-Bowl

Zubereitungsdauer	10 Minuten
Portionen	1
Kalorien pro Portion	331,1 kcal
Fett	16,3g
Kohlenhydrate	11,7g
Eiweiß	32,1g

Zutaten:

- 300g Sojajoghurt mit 20g Eiweißpulver
- 50g Beeren
- Je 10g Chia-Samen, Leinsamen, Mandeln und/oder Walnüsse

Zubereitung:
Für ein schnelles und einfaches Frühstück einfach etwas Sojajoghurt mit Eiweißpulver vermischen. Ein paar Beeren, Chia-Samen, Leinsamen, Mandeln und/oder Walnüsse darauf geben und genießen.

Haferflockenquark

Zubereitungsdauer	10 Minuten
Portionen	1
Kalorien pro Portion	897,4 kcal
Fett	17,8g
Kohlenhydrate	110,3g
Eiweiß	68,2g

Zutaten:

- 200 g Haferflocken
- 200 g Quark
- 20 g Proteinpulver (Whey)
- 100 g TK-Beeren und 6 Walnüsse

Zubereitung:
Haferflocken mit Quark und Whey-Proteinpulver in einer Schüssel verrühren. TK-Beeren leicht antauen lassen und mit Walnüssen über den Quark verteilen.

Blaubeerpfannkuchen

Zubereitungsdauer	20 Minuten
Portionen	1
Kalorien pro Portion	187,4 kcal
Fett	7,0g
Kohlenhydrate	10,1g
Eiweiß	19,7g

Zutaten:

- 60g Magerquark
- 50ml Wasser
- 2 Eiweiß und 1 Eigelb
- 1 TL Xucker Light und 1 Prise Salz
- 20g Eiweißpulver Vanille-Sahne
- 50g Blaubeeren

Zubereitung:
Lebensmittel zu einem glatten Teig verarbeiten, auf einem Blech verstreichen. Im Ofen backen lassen, sobald er goldbraun ist herausnehmen.

Bratapfel-Proteinquark

Zubereitungsdauer	15 Minuten
Portionen	1
Kalorien pro Portion	492,3 kcal
Fett	7,0g
Kohlenhydrate	36,9g
Eiweiß	67,3g

Zutaten:

- 250 g Quark, 100 g Magerjoghurt
- 30 g Proteinpulver (bestenfalls Apfel-Zimt)
- 15 g Haferflocken
- 100 g Apfel
- 1 Tropfen Süßstoff und etwas Butter sowie Backaroma Bittermandel

Zubereitung:
Apfel zerkleinern und leicht in Butter anbraten, zum Ende Haferflocken hinzugeben und auch leicht anrösten. Ein paar Tropfen Bittermandelaroma und Süßstoff hinzugeben. Quark, Joghurt und Proteinpulver miteinander verrühren, Bratäpfel darüber geben.

Protein-Butterbrötchen

Zubereitungsdauer	30 Minuten
Portionen	9
Kalorien pro Portion	215,7 kcal
Fett	11,8g
Kohlenhydrate	1,4g
Eiweiß	24,4g

Zutaten:

- 200 g Magerquark
- 200 g Butter
- 4 Eier und 20 g Eiweißpulver
- 3-4 TL Backpulver und etwas Salz

Zubereitung:
Alle Zutaten vermischen, zu einem gleichmäßigen Teig verrühren, kleine Kugeln rollen und auf einem Blech platt drücken. 15 Min. bei 180 °C Ober-Unterhitze backen.

Schaum-Eier

Zubereitungsdauer	20 Minuten
Portionen	1
Kalorien pro Portion	389,9 kcal
Fett	25,8g
Kohlenhydrate	3,0g
Eiweiß	33,5g

Zutaten:

- 5 Eier Größe M
- 1 Scheibe Kochschinken (33 g)
- 1 kleine Peperoni
- 2 EL Schnittlauch
- Salz

Zubereitung:
Eier trennen (das Eigelb soll nicht verlaufen!), Eiweiß dann sofort steif schlagen mit wenig Salz. 5 Schneehaufen auf ein Blech legen. Eine Mulde darin formen und das Eigelb langsam einfüllen. Schnittlauch, Peperoni und Kochschinken sehr fein schneiden und alles gut vermischen. Die Topping-Masse auf dem Eigelb verteilen und bei 180 Grad im Ofen für ungefähr 10-15 Minuten backen, je nachdem, wie die Konsistenz erwünscht wird.

Schnelle Quarkbrötchen

Zubereitungsdauer	45 Minuten
Portionen	9
Kalorien pro Portion	92,7 kcal
Fett	5,1g
Kohlenhydrate	2,4g
Eiweiß	8,6g

Zutaten:

- 350g Magerquark
- 3 Eiklar, steif geschlagen
- 3 Eidotter
- 30g Xucker
- 60g Sesamsaat
- 5g Backpulver
- 1 Msp. Salz

Zubereitung:

Eigelb, Quark, Salz, Xucker und Backpulver zu einem Teig verrühren, Eischnee achtsam unterheben. Teig portioniert mit einem Löffel auf ein Blech geben, mit Sesam berieseln. Bei Umluft 180 Grad für 25 Min. backen.

Protein-Pancake

Zubereitungsdauer	15 Minuten
Portionen	1
Kalorien pro Portion	532,4 kcal
Fett	31,5g
Kohlenhydrate	11,5g
Eiweiß	46,9g

Zutaten:

- 100 g TK-Beerenmix
- 20 g Mandelmehl
- 25 g Eiweißpulver, Schokogeschmack
- 3 Eier Größe M
- 1 Päckchen Backpulver
- 25 ml Süßstoff, flüssig
- 1 EL Sonnenblumenöl zum Backen
- 2 EL Backkakao

Zubereitung:

Für 4 Pancakes die Lebensmittel gut vermischen, wer mag mit dem Kakao, Beerenmix behutsam unterrühren. Im heißen Öl kleine Portionen Teig in die Pfanne geben, kurz von beiden Seiten anbraten.

Schoki-Porridge mit Kokos und Früchten

Zubereitungsdauer	10 Minuten
Portionen	1
Kalorien pro Portion	336,4 kcal
Fett	25,2g
Kohlenhydrate	10,8g
Eiweiß	14,2g

Zutaten:

- 100 ml Wasser
- 100 ml Milch
- 1 EL Chia-Samen
- 4 EL Leinsamen, geschrotet
- 3 EL Haselnuss, gemahlen
- 1 EL Backkakao

Zubereitung:
Wasser und Milch zusammen zum Kochen bringen. Die restlichen Zutaten hinzugeben und bei kleinerer Flamme ziehen lassen. Kokosflocken und Früchte über das Porridge geben, sobald es abgekühlt ist.

Vollkornbrot mit Ei und Avocado

Zubereitungsdauer	10 Minuten
Portionen	1
Kalorien pro Portion	416,5 kcal
Fett	29,0g
Kohlenhydrate	24,9g
Eiweiß	10,9g

Zutaten:

- 1 Scheibe Brot und 1 Ei
- 80 g Avocado
- halbe Frühlingszwiebel
- Salz, Pfeffer

Zubereitung:
Hart gekochtes Ei in Scheiben schneiden, Avocado in Ringe schneiden. Jeweils eine Scheibe Ei in einen Avocadoring legen und aufs Brot legen. Frühlingszwiebel und ein wenig Salz und Pfeffer darauf verteilen.

Champignon Omelett

Zubereitungsdauer	15 Minuten
Portionen	1
Kalorien pro Portion	271,7 kcal
Fett	20,2g
Kohlenhydrate	5,9g
Eiweiß	14,6g

Zutaten:

- 50g Champignons klein geschnitten
- 2 Eier und 1 Schuss Milch
- Salz, Pfeffer
- 100 g Paprika
- 1 EL Öl und 1 TL Petersilie

Zubereitung:

Eier, Milch, Pfeffer und Salz verquirlen, in eine Pfanne hineingeben, mit Deckel abdecken und kochen lassen. Champignons in etwas Öl braten und dann würzen. Omelett anrichten, die Pilze zugeben und verschließen. Wer möchte, kann das Omelett noch mit Petersilie verfeinern.

Protein-Laugenbrötchen

Zubereitungsdauer	60 Minuten
Portionen	5
Kalorien pro Portion	86,9 kcal
Fett	1,8g
Kohlenhydrate	2,5g
Eiweiß	14,6g

Zutaten:

- 100ml handwarmes Wasser
- 1 Päckchen Trockenhefe
- 100g Joghurt
- 10ml Apfelessig
- 1 Ei Größe M
- 65g Eiweißpulver neutral
- 25g Kokosmehl & Flohsamenschalen
- 10g Backpulver
- 5g Salz & Zucker
- 15g Natron
- 1/2L heißes Wasser
- etwas grobes Salz

Zubereitung:

Den Zucker im lauwarmen Wasser auflösen, Hefe unterrühren und 15 Min. stehen lassen. Alle Zutaten mit dem Hefewasser vermischen und zu einem festen Teig verkneten, 5 Min. quellen lassen. Aus dem Teig 5 Brötchen formen. In einer hohen Schüssel mit dem heißem Wasser das Natron auflösen und jedes Brötchen unter mehrmaligem Drehen 1 Min. darin schwimmen lassen. Anschließend auf ein Backblech legen, kreuzweise einschneiden, mit dem Salz bestreuen und für 30 Min. bei 175°C im Ofen backen.

Rührei

Zubereitungsdauer	15 Minuten
Portionen	1
Kalorien pro Portion	308,1 kcal
Fett	19,9g
Kohlenhydrate	8,1g
Eiweiß	22,0g

Zutaten:

- 3 Eier
- 1 Frühlingszwiebel
- 60 g Paprika
- 5 g Kürbiskerne
- 1 TL süßer Senf
- 50 ml Milch
- Salz, Pfeffer

Zubereitung:
Ei mit einem Schuss Milch und süßem Senf verquirlen und würzen. Anschließend zusammen mit Frühlingszwiebel, Paprika und Kürbiskernen anbraten.

Hauptgerichte mit Fleisch

Rouladen

Zubereitungsdauer	90 Minuten
Portionen	4
Kalorien pro Portion	304,6 kcal
Fett	11,1g
Kohlenhydrate	29,6g
Eiweiß	18,1g

Zutaten:

- 4 Rinderrouladen (à 200 g)
- 1 Dose Champions (170 g)
- 4 Essiggurken
- 1 kleine Zwiebel
- 2 halbierte Scheiben Hinterkochschinken (je 33 g)
- 2 EL Tomatenmark
- 20 ml Rotwein
- 1 EL Senf
- Salz, Pfeffer

Zubereitung:

Das Fleisch auf der Oberseite salzen und pfeffern, danach mit Senf beschmieren und mit Gurke, Zwiebel, Champignons und Schinken belegen. Nun einrollen und mit einer Schnur fest zusammenbinden.

Kräftig mit 2 EL Tomatenmark anrösten und anschließend mit Rotwein ablöschen. Danach ca. 60 Minuten im Backofen schmoren.

Hähnchenschenkel mit Pasta

Zubereitungsdauer	40 Minuten
Portionen	3
Kalorien pro Portion	467,4 kcal
Fett	15,9g
Kohlenhydrate	47,8g
Eiweiß	30,1g

Zutaten:

- 3 Hähnchenschenkel (ca. 500 g)
- 250 g Spaghetti
- 1 Dose Kirschtomaten
- 300 g TK-Erbsen
- 2 Knoblauchzehen
- 1 Zwiebel
- 1 EL Öl

Zubereitung:

In einem größeren Topf Öl erhitzen, zwei Zehen Knoblauch und eine rote Zwiebel (alles fein gewürfelt) anschwitzen.
3 Hähnchenschenkel gut anbraten und würzen.
Eine Dose Kirschtomaten im eigenen Saft angießen und alles 10 Minuten köcheln lassen. Wasser (ca. 1l) und 250 g Spaghetti hinzufügen. Köcheln lassen, bis Nudeln al dente sind. Eine Packung TK-Erbsen dazugeben. Die Flüssigkeit etwas abgießen, abschmecken und fertig.

Hähnchenbrust mit Kaisergemüse und Reis

Zubereitungsdauer	20 Minuten
Portionen	1
Kalorien pro Portion	573,1 kcal
Fett	15,8g
Kohlenhydrate	40,1g
Eiweiß	64,0g

Zutaten:

- 250 g Hähnchenbrust
- 150 g Packung TK-Kaisergemüse
- 100 g Reis, gekocht
- Salz, Pfeffer, Gewürze

Zubereitung:
Hähnchenbruststücke scharf anbraten und etwas würzen. Danach das TK-Gemüse erwärmen und Reis kochen. Alles zusammen servieren.

Fleischspieße

Zubereitungsdauer	60 Minuten
Portionen	2
Kalorien pro Portion	488,7 kcal
Fett	56,3g
Kohlenhydrate	56,0g
Eiweiß	54,7g

Zutaten:

- 500 g Gulasch (am besten Schwein)
- 2 große Paprika
- 2 Zwiebeln
- 2 EL Öl
- Salz, Pfeffer, Paprikapulver

Zubereitung:
Das Fleisch in Öl, Pfeffer und Paprika wenden und etwa 30 min darin liegen lassen. Danach auf Spieße aufstechen.
2 Paprika und die 2 Zwiebeln in mundgroße Stücke schneiden. Das Fleisch mit Öl anbraten, das Gemüse dazu geben und anschwitzen.
Gemüse beim Servieren salzen und pfeffern.

Gefüllte überbackene Hähnchenbrust

Zubereitungsdauer	45 Minuten
Portionen	4
Kalorien pro Portion	465,7 kcal
Fett	16,9g
Kohlenhydrate	8,7g
Eiweiß	66,5g

Zutaten:

- 4 Hähnchenbrüste (à 160 g)
- 1 rote, 1 grüne, 1 gelbe Paprika (à 150 g)
- 200 g geriebener Käse
- 200 g Zucchini
- Pfeffer, Salz und italienische Kräuter
- 1 EL Kokosöl

Zubereitung:
Hähnchenbrüste alle 2 Zentimeter leicht einschneiden, und dabei nicht vollständig durchschneiden.
Gemüse in Streifen und Scheiben schneiden.
Hähnchenbrust nun mit Zucchini, Paprika und Zwiebel befüllen.
Etwas Kokosöl in eine Ofenform geben.
Die Hähnchenbrüste hineinsetzen und mit Salz, Pfeffer und ein paar italienischen Kräutern verfeinern und mit Käse bestreuen. Bei 200 Grad für ca. 25 Minuten im Backofen weitergaren.

Schweineminutensteak mit Eiernudeln

Zubereitungsdauer	5,5 Stunden
Portionen	1
Kalorien pro Portion	864,3 kcal
Fett	48,3g
Kohlenhydrate	41,1g
Eiweiß	60,3g

Zutaten:

- 150 g Schweineminutensteak
- 200 g Nudeln, gekocht
- 2 Eier
- 2 EL Olivenöl, 1 EL Essig und 2 Lorbeerblätter
- Salz, Cayenne-Pfeffer, Paprikapulver, Petersilie
- 1 halber Kopfsalat, 1 Knoblauchzehe und Muskatnuss

Zubereitung:
Öl und Gewürze zu einer Marinade verrühren, und damit das Fleisch einpinseln und darin 5 Stunden einlegen. Danach braten. Nudeln kochen, bis kurz vor dem Garpunkt, dann mit etwas Öl anbraten und Eier darüber aufschlagen und salzen und pfeffern Salat waschen, die Marinade darauf geben und mischen.

Zoodeln mit Hackfleischkäsesoße

Zubereitungsdauer	20 Minuten
Portionen	1
Kalorien pro Portion	1103,7 kcal
Fett	79,0g
Kohlenhydrate	15,0g
Eiweiß	75,0g

Zutaten:

- 250g Hackfleisch
- 2 Frühlingszwiebeln
- 50ml Hühnerbrühe
- 100g Frischkäse
- Salz, Pfeffer, Paprika edelsüß

Zubereitung:
Hack anbraten, Frühlingszwiebeln zugeben und mit Brühe ablöschen, Frischkäse hinzugeben und nach Belieben würzen.

Hühnerfrikassee mit Reis

Zubereitungsdauer	45 Minuten
Portionen	3
Kalorien pro Portion	494,15 kcal
Fett	15,5g
Kohlenhydrate	26,8g
Eiweiß	59,7g

Zutaten:

- 3 Hähnchenbrustfilets in Streifen (à 160g)
- 300ml Gemüsebrühe
- 4 Stangenspargel gewürfelt
- 200g Suppengrün & Zwiebeln gewürfelt
- 10g Guarkernmehl
- 1 Becher Cremefine
- 45g Frischkäse
- Salz, Pfeffer, Paprikapulver, Petersilie
- 200g Reis

Zubereitung:

Gemüse zusammen in der Gemüsebrühe gar kochen. Das gewürzte Fleisch in einer Pfanne kurz anbraten, zur Seite stellen, die Creme Fina und den Frischkäse unter das Suppengrün rühren, bei niedriger Temperatur weiterköcheln lassen, mit Mehl vorsichtig andicken. Gegartes Fleisch und Reis hinzu geben, würzen und für 3 Min. bei niedriger Temperatur ziehen lassen. Mit Petersilie bestreuen.

Hackfleisch-Roulade

Zubereitungsdauer	2 Stunden
Portionen	4
Kalorien pro Portion	563,0 kcal
Fett	41,4g
Kohlenhydrate	1,9g
Eiweiß	41,5g

Zutaten:

- 750 g Hackfleisch
- Salz, Pfeffer, Knoblauch
- 3 Eier
- 3 EL Mandeln, gerieben
- 4 EL Parmesan
- 4 Scheiben Kochschinken (à 33 g)
- 150 g Blattspinat

Zubereitung:

Hackfleisch vorbereiten und mit Salz, Pfeffer, Knoblauch, 3 Eiern, geriebenen Mandeln und Parmesan vermischen. Die Hackfleischmasse auf einer Folie ca. 1 cm dick verteilen und mit Schinken belegen. Zuerst den Käse darüber verteilen und schließlich auch den Blattspinat. Die Hack-Roulade mit der Folie aufrollen. Nun die Rolle in Speck einwickeln und für 30 Min. bei 190 Grad im Ofen garen. Nach der 1/2 Std. die Folie entfernen und für weitere 15 Min. backen lassen.

Putenrouladen mit Frischkäse-Spinatfüllung

Zubereitungsdauer	60 Minuten
Portionen	1
Kalorien pro Portion	182,9 kcal
Fett	1,9g
Kohlenhydrate	10,6g
Eiweiß	29,8g

Zutaten:

- 100 g Putenschnitzel
- 20 g Frischkäse 0.2 %
- 2 getrocknete Tomaten, geschnitten
- 150 g Blattspinat
- 200 g Kohlrabi, in Streifen geschnitten
- Gemüsebrühe
- Pfeffer, Muskat, Paprika rosenscharf, Kräutersalz
- Knoblauchflocken

Zubereitung:

Aufgetauten Spinat entwässern. Das Fleisch flach klopfen, 1 Seite der Schnitzel mit Frischkäse bestreichen und etwas Spinat darauf verteilen, Tomaten darüber streuen, würzen mit Knoblauch, Muskat und Kräutersalz. Anschließend die Schnitzel zu einer Rolle drehen und von außen mit Paprika und Pfeffer würzen. Rouladen mit wenig Sojasoße und Wasser in einer Pfanne anbraten. Kohlrabi in reichlich Brühe garen. Etwas von der Gemüsebrühe nehmen und mit dem Frischkäse vermischen und mit Mondamin abbinden. Anschließend kurz mit dem Kohlrabi aufkochen lassen.

Falsche Bratkartoffeln mit Gulasch

Zubereitungsdauer	15 Minuten
Portionen	2
Kalorien pro Portion	653,65 kcal
Fett	37g
Kohlenhydrate	20g
Eiweiß	55,5g

Zutaten:

- 600 g Kohlrabi, klein geschnitten
- 1 EL Butter, Salz, Curry und Kurkuma
- 500g Hackfleisch
- 1 Dose gehackte Tomaten
- 1 EL Tomatenmark und etwas Frischkäse

Zubereitung falsche Kartoffeln:
Kohlrabi für 5 Min. kochen, Wasser abschütten und in der Pfanne mit wenig Butter anbraten. Mit Salz, Curry und Kurkuma würzen. Fertig sind die falschen Bratkartoffeln.

Zubereitung Gulasch:
½ kg Hack zusammen mit dem gewünschten Gemüse anbraten. Eine Dose gehackte Tomaten dazugeben und mit einem EL Tomatenmark und etwas Frischkäse abschmecken. Ca. 1 Std. köcheln.

Linsen-Chorizo-Eintopf

Zubereitungsdauer	90 Minuten
Portionen	3
Kalorien pro Portion	809,9 kcal
Fett	43g
Kohlenhydrate	50g
Eiweiß	50g

Zutaten:

- 150 g rote Paprika
- 150 g Karotten
- 3 Stangen Staudensellerie
- 150 g Zucchini
- ½ Fenchel
- 3 Zwiebeln
- 300 g Tomaten
- 4 EL Tomatenmark
- 1 L Brühe
- 3 Knoblauchzehen
- 1 kleine Chicorée
- 300 g rote Linsen
- 4 kleine Chorizo-Würstchen (à 70 g)
- 1 spanische Ringsalami (400 g)
- Salz, Pfeffer, Oregano, Thymian, Salbei, Estragon, Rosmarin

Zubereitung:

Gemüse klein schneiden. Karotten, Staudensellerie und Zwiebeln anbraten. Eine Knoblauchzehe hacken und dazugeben. Paprika, Fenchel und Zucchini darauf schichten und eine Knoblauchzehe hacken und dazugeben. Zucchini, Zwiebeln, Chicorée und die dritte Knoblauchzehe als nächste Schicht oben draufgeben. Die Brühe erhitzen, den Tomatenmark einrühren, Kräuter unterheben und über das Gemüse gießen. Eine Tasse Linsen dazugeben und für 20 Min. köcheln lassen, alles gut umrühren und eine weitere Tasse Linsen zufügen. Die ersten Linsen verkochen und dicken den Eintopf ein. Alles für weitere 20 Min. köcheln und evtl. nachwürzen. Den Darm von den Würsten entfernen, in Scheiben schneiden, anbraten und zum Eintopf geben.

Cevapcici mit Tomatenreis und Bohnen

Zubereitungsdauer	30 Minuten
Portionen	2
Kalorien pro Portion	843,9 kcal
Fett	50,7g
Kohlenhydrate	40,6g
Eiweiß	50,3g

Zutaten:

- 500 g Hackfleisch
- 1 Ei
- 200 g Reis
- 1 Packung passierte Tomaten
- 100 g Cherrytomaten
- 2 EL Tomatenmark und 400 ml Gemüsebrühe
- 1 EL Öl und Salz, Pfeffer, Paprikapulver

Zubereitung:
Hackfleisch mit Ei und Gewürzen vermischen, zu Cevapcici rollen und mit Öl heiß durchbraten. Reis in Brühe und Tomatenmark kochen. Für die Soße passierte Tomaten, geschnittene Cherrytomaten und Gewürze mischen und im Topf erhitzen. Bohnen kurz bissfest kochen oder anbraten.

Kürbis-Lasagne

Zubereitungsdauer	50 Minuten
Portionen	4
Kalorien pro Portion	526,1 kcal
Fett	25,7g
Kohlenhydrate	21,7g
Eiweiß	48,4g

Zutaten:

- 3 Eier
- 125g Mozzarella
- 1 geschnittene Zwiebel, 1 Knoblauchzehe
- 500 g Kürbis, 300 g Karotten, 1 Sellerie geschnitten
- 400g Schinken oder Hackfleisch
- Eine Dose gewürfelte Tomaten
- 3 Esslöffel Tomatenmark und etwas Salz
- 100g Frischkäse, 100g Streukäse

Zubereitung:

Mozzarella mit Eiern und etwas Salz vermischen, auf einem Blech mit Backpapier ausgießen, für 20 Min. backen und den kalten Teig halbieren. Im Topf die Zwiebel mit einer Knoblauchzehe anschwitzen. Schinken oder Hackfleisch zugeben, gut anbraten. Das Gemüse mit hineingeben und mit einer Dose gewürfelter Tomaten aufgießen. 3 EL Tomatenmark dazugeben und für 10 Min. köcheln lassen. Zum Verfeinern Frischkäse hinein geben. Die Lasagne stapeln und mit Streukäse vollenden. 20 Min. backen.

Gemüsetopf mit Hackfleisch

Zubereitungsdauer	40 Minuten
Portionen	3
Kalorien pro Portion	549,0 kcal
Fett	29,7g
Kohlenhydrate	30,2g
Eiweiß	36,3g

Zutaten:

- 500 g gemischtes Hackfleisch
- 3 Knoblauchzehen
- 1 große Zwiebel
- 3 EL Tomatenmark
- 400 g Zucchini
- 200 g Kohlrabi
- 500 g Paprika
- 100 g Kartoffeln
- 100 g Lauch/Porree
- Ca. 1200 ml Wasser
- 1 EL Paprikapulver
- Pfeffer
- Schnittlauch
- 2 EL Salz
- Thymian

Zubereitung:

Hackfleisch mit Knoblauch und Zwiebel kräftig anbraten. Tomatenmark kurz mitbraten. Zucchini, Paprika, Kartoffeln, Lauch und Kohlrabi klein schneiden, mitbraten und mit Wasser anschließend ablöschen.

Alles würzen und abschmecken, dann noch 15 min köcheln lassen.

Curry mit Hähnchen

Zubereitungsdauer	30 Minuten
Portionen	1
Kalorien pro Portion	1049,8 kcal
Fett	61,2g
Kohlenhydrate	54,4g
Eiweiß	62,8g

Zutaten:

- 160 g Hähnchenbrust
- 100 g Champions
- 2 Zwiebeln
- 100 g Möhren
- 150 g Paprika
- 1 Lauchzwiebel
- 1 Dose Kokosmilch
- 1 EL Kokosnuss-Raspeln
- 1 EL Erdnussbutter
- Currypulver, Chili, Salz

Zubereitung:

Alle Zutaten klein schneiden. Zuerst die Hähnchenbrust im Topf kurz anbraten. Dann Zwiebeln und sechs Champignons dazugeben. Anschließend das restliche Gemüse mit anbraten und mit der Kokosmilch aufgießen. Die restlichen Zutaten dazugeben und 5 Minuten leicht köcheln lassen.

Bohnen-Pilzpfanne mit Hackbällchen

Zubereitungsdauer	35 Minuten
Portionen	3
Kalorien pro Portion	395,3 kcal
Fett	15,9g
Kohlenhydrate	12,7g
Eiweiß	47,4g

Zutaten:

- 500 g Bohnen
- 500 g Rinderhack
- 300 g Champignons
- 1 Zwiebel
- 3 kleine Knoblauchzehen
- 100 g getrocknete Tomaten
- Salz, Pfeffer, Paprikapulver, Thymian
- 1 Ei
- 1 EL Olivenöl

Zubereitung:

Hackfleisch, eine halbe Zwiebel, Knoblauch und Ei vermischen, salzen und pfeffern, daraus Bällchen formen und diese goldbraun anbraten, dann erst einmal wegstellen. Bohnen kurz kochen und abschrecken und mit Pilzen, getrockneten Tomaten, Zwiebel und Knoblauch mit Öl anbraten. Anschließend nochmals leicht salzen, pfeffern, und mit Thymian abschließend verfeinern. Zum Ende die Hackbällchen auf die Bohnenpfanne legen.

Gefüllte Paprikaschoten

Zubereitungsdauer	45 Minuten
Portionen	3
Kalorien pro Portion	665,6 kcal
Fett	44,9g
Kohlenhydrate	20,7g
Eiweiß	39,8g

Zutaten:

- 3 rote Paprika à 150 g halbiert, entkernt, gehäutet
- 500 g Mett, nach Geschmack würzen
- 2 Zwiebeln
- 2 Knoblauchzehen
- 1 Packung passierte Tomaten
- ½ Becher Schmand
- 1 EL Olivenöl und etwas Salbei
- Salz, Pfeffer, Zucker, Oregano, Thymian, Paprika
- 100g Feta zum Gratinieren

Zubereitung:

Das Mett nach Geschmack würzen (Salz, Zwiebeln, Pfeffer und etwas Senf). Die ausgehöhlte Paprika mit Mett, Knoblauch und Zwiebeln füllen, in Öl und wenig Butter anbraten, mit Deckel für 10 Min. dünsten lassen. Tomaten angießen, kräftig würzen und auf kleiner Stufe 20 Min. köcheln lassen. Schmand einrühren, die Paprika mit Feta belegen, für weitere 5 Min. köcheln.

Schweinefilet in Blätterteig

Zubereitungsdauer	75 Minuten
Portionen	4
Kalorien pro Portion	725,7 kcal
Fett	43,9g
Kohlenhydrate	27,2g
Eiweiß	50,2g

Zutaten:

- 600 g Schweinefilet
- 1 Scheibe Brot (50 g)
- 300 g Hackfleisch
- 1 Ei Größe M
- 1 Eigelb
- 3 EL gehackte Kräuter
- 2 EL Butterschmalz
- 2 Blätter blanchierten Weißkohl
- 300 g Blätterteig
- Salz, Pfeffer

Zubereitung:

Schweinefilet reichlich salzen und pfeffern, dann mit 2 Esslöffeln Butterschmalz anbraten, dann abkühlen lassen. Brot kurz in Milch einweichen lassen. Nun mit Ei, Hackfleisch und Kräutern mischen.

Filet mit Fleischteig umhüllen und in die Kohlblätter einwickeln. Blätterteigplatten übereinanderlegen, rechteckig ausrollen und Fleisch darin einwickeln. Mit Resten des Blätterteigs verzieren. Nun nur noch mit Eigelb bepinseln.

Im Ofen bei 180 °C für 30 Minuten garen.

Bratwurstpfanne

Zubereitungsdauer	30 Minuten
Portionen	4
Kalorien pro Portion	924,2 kcal
Fett	68,6g
Kohlenhydrate	33,5g
Eiweiß	36,3g

Zutaten:

- 8 große oder 16 kleine Bratwürste
- 3 rote Paprika (à 150 g)
- 500 g gekochte Pellkartoffeln
- 1 Lauchstange
- 1 EL Butterschmalz
- Salz, Pfeffer
- etwas Kümmel
- 1 EL Sauerrahm bei Bedarf

Zubereitung:

Die Kartoffeln, Lauch und Paprikaschoten klein schneiden.
Die Bratwürste in kleine Stückchen schneiden, im Butterschmalz knusprig anbraten, dann aus der Pfanne herausnehmen.
Im Bratwurstfett Kartoffeln anbraten, dann Lauch, Paprikastreifen dazugeben. Mit Salz, Pfeffer, Kümmel würzen und kurz vor Ende die Bratwurststücke hineingeben. Bei Bedarf kann das Gericht noch mit einem Löffel Sauerrahm verfeinert werden.

Hähnchenbrust mit Zucchini und Tomaten

Zubereitungsdauer	20 Minuten
Portionen	2
Kalorien pro Portion	423,6 kcal
Fett	13,5g
Kohlenhydrate	13,8g
Eiweiß	62,0g

Zutaten:

- 500 g Hähnchenbrust
- 200 g Tomaten
- 1 große Zwiebel
- 250 g Zucchini
- 1 große Knoblauchzehe
- Salz, Pfeffer, Gewürze
- 1 EL Öl zum Braten

Zubereitung:
Alle Zutaten klein schneiden. Zuerst Hähnchenbrust mit Öl anbraten, dann nacheinander Zwiebeln, Knoblauch, Zucchini und anschließend die Tomaten in die Pfanne geben. Alles nach Belieben würzen.

Gulasch

Zubereitungsdauer	2,5 Stunden
Portionen	2
Kalorien pro Portion	737,1 kcal
Fett	24,6g
Kohlenhydrate	64,4g
Eiweiß	59,6g

Zutaten:

- 500 g Gulasch vom Rind
- 300 g Kartoffeln
- 1 Glas Rotkohl (oder 600 g selbst zubereiten)
- 1 EL Öl und 500ml Wasser/Rinderbrühe
- 2 Zwiebeln
- Salz, Pfeffer
- Paprika- und Korianderpulver

Zubereitung:
In einem großen Topf Gulasch und Zwiebeln mit Öl anbraten und würzen. Nun immer wieder etwas Wasser oder Brühe aufgießen und dabei 2 Std. köcheln lassen. Kartoffeln und Rotkohl kochen und alles zusammen warm servieren.

Rinderhackfleisch mit grünem Spargel und Reis.

Zubereitungsdauer	50 Minuten
Portionen	2
Kalorien pro Portion	598,6 kcal
Fett	20,6g
Kohlenhydrate	36,0g
Eiweiß	63,3g

Zutaten:

- 500 g Rinderhackfleisch
- 400 g grüner Spargel
- 200 g Reis
- 2 EL Tomatenmark
- 400 ml Brühe
- 1 Ei
- 1 Tomate
- 1 Zwiebel
- 2 Zehen Knoblauch
- 1 EL Öl
- Salz, Pfeffer
- Gewürze

Zubereitung:
Hackfleisch mit Ei, Zwiebel und Gewürzen verkneten, zu Burger formen und von beiden Seiten kurz kräftig in Öl anbraten. Reis in Brühe und Tomatenmark kochen, anschließend zusammen mit klein geschnittener Tomate und Öl anbraten. Spargel kochen und danach kurz mit Knoblauch anbraten. Alles auf einem Teller garnieren.

Hähnchen mit Süßkartoffelspalten und Couscous

Zubereitungsdauer	40 Minuten
Portionen	1
Kalorien pro Portion	852,9 kcal
Fett	9,4g
Kohlenhydrate	115,9g
Eiweiß	70,9g

Zutaten:

- 250 g Hähnchenbrustfilet
- Jeweils 100 g Süßkartoffeln und normale Kartoffeln
- 100 g Couscous
- 100 ml Gemüsebrühe
- 1 halbe Gurke
- 2 Tomaten
- Minzblätter
- Petersilie
- Salz, Pfeffer

Zubereitung:

Hähnchenbrust zusammen mit Kartoffelspalten in eine Auflaufform geben, mit Öl und Gewürzen benetzen und bei 200 °C für 25 Minuten garen.

Couscous in heißer Brühe quellen lassen, Gurke und Tomate dazugeben, mit Minzblättern abschmecken.

Fleisch und Kartoffeln aus dem Ofen holen und zusammen mit Couscous auf einem Teller servieren. Anschließend mit Petersilie garnieren.

Putenbrustfilet aus dem Ofen

Zubereitungsdauer	40 Minuten
Portionen	2
Kalorien pro Portion	473,1 kcal
Fett	14,5g
Kohlenhydrate	24,9g
Eiweiß	57,6g

Zutaten:

- 400 g Putenbrustfilet
- 200 g lila Brokkoli
- 200 g Kürbis (Hokkaido)
- 1 kleine Zwiebel
- 100 g Kohlrabi
- 1 kleine Knoblauchzehe
- 2 EL Oliven- oder Rapsöl
- 50 g Sonnenblumenkerne
- Salz
- Pfeffer
- etwas Thymian

Zubereitung:

Fleisch mit Öl, Knoblauch und Gewürzen einreiben. Dann das Gemüse klein schneiden und zum Fleisch in eine Auflaufform legen. Salatkerne und Thymian darüber streuen. Alles bei 200 °C, für 20-25 Min. im Ofen backen.

Hauptgerichte mit Fisch

Bratkartoffeln mit Thunfisch und Avocado

Zubereitungsdauer	20 Minuten
Portionen	1
Kalorien pro Portion	544,6 kcal
Fett	34,6g
Kohlenhydrate	26,4g
Eiweiß	28,0g

Zutaten:

- 300 g Kartoffeln, festkochend
- 2 Eier
- 100 g Avocado
- 1 Dose Thunfisch
- 50 g Pinienkerne
- 2 EL Öl
- Salz, Pfeffer

Zubereitung:
Kartoffeln in ganz kleine Stücke schneiden und zusammen mit Eiern und Pinienkernen würzen und anrösten. Avocado entkernen und würfeln, salzen und pfeffern. Bratkartoffeln in eine Schüssel füllen, Avocado und eine Portion Thunfisch obendrauf legen.

Thunfischpfanne

Zubereitungsdauer	20 Minuten
Portionen	1
Kalorien pro Portion	271,0 kcal
Fett	3,1g
Kohlenhydrate	18,6g
Eiweiß	40,4g

Zutaten:

- 1 Dose Thunfisch in Öl
- 200 g Möhren
- 200 g Zucchini
- 1 große Zwiebel
- Salz, Pfeffer, Kräuter

Zubereitung:
Das Gemüse mundgerecht klein schneiden, dann anbraten. Thunfisch mit in die Pfanne geben und alles salzen, pfeffern und mit Kräutern würzen.

Gemüse-Garnelen-Pfanne

Zubereitungsdauer	20 Minuten
Portionen	1
Kalorien pro Portion	460,3 kcal
Fett	18,7g
Kohlenhydrate	23,1g
Eiweiß	46,7g

Zutaten:

- 200 g Garnelen
- 1 EL Olivenöl
- 150 g Paprika, 100 g Zucchini, 2 Frühlingszwiebeln und 2 Tomaten
- Salz, Pfeffer, Vegeta, Knoblauch und italienische Kräuter
- 1 EL Tomatenmark

Zubereitung:
Die Garnelen kurz in Olivenöl anbraten, herausnehmen und auf die Seite legen. Gemüse nach Wahl waschen und kleinschneiden. Man kann zum Beispiel Paprika, Zucchini, Frühlingszwiebeln und Tomaten nehmen, al dente braten und würzen. Etwas Tomatenmark rundet das Ganze ab und zum Schluss kommen die Garnelen wieder dazu. Alles gut umrühren.

Pizza mit Thunfischboden

Zubereitungsdauer	40 Minuten
Portionen	1
Kalorien pro Portion	199,3 kcal
Fett	6g
Kohlenhydrate	1g
Eiweiß	34g

Zutaten Boden:

- 1 Ei
- 1 EL Quark
- 1 Dose Thunfisch

Zubereitung:
Ei, Thunfisch und Quark zu einer Masse verarbeiten. Den Teig auf Backpapier zu einem Boden formen. Diesen bei 200 Grad 10-15 Min. backen, nach Wunsch belegen, erneut 10-15 Min. backen.

Konjak-Reis mit Garnelen

Zubereitungsdauer	15 Minuten
Portionen	1
Kalorien pro Portion	318 kcal
Fett	11,6g
Kohlenhydrate	9,4g
Eiweiß	41,8g

Zutaten:

- 200g Gepulte & saubere Garnelen
- 100g KonjakReis
- 10g Butter
- 2 Knoblauchzehen
- Pfeffer, Salz

Zubereitung:
Bei geringer Hitze Garnelen in Butter und Knoblauch beidseitig anbraten und würzen. Anschließend den gekochten Reis hinzugeben und evtl. abschmecken.

Gefüllte Thunfisch-Zucchini

Zubereitungsdauer	45 Minuten
Portionen	1
Kalorien pro Portion	378,2 kcal
Fett	21,7g
Kohlenhydrate	14,5g
Eiweiß	28,5g

Zutaten:

- 1 Zucchini, halbiert und ausgehöhlt
- 1 Zwiebeln & Knoblauch, kleingeschnitten
- Salz, Pfeffer
- Italienische Kräuter
- 50g Thunfisch in eigenem Saft abgetropft
- 2 EL Sauerrahm
- Eine halbe Mozzarellakugel (70 g), gewürfelt
- 1 EL Tomatenmark, 2 EL passierte Tomaten, Oregano

Zubereitung:

Die halbe Zucchini im Backofen für 15 Min. garen. Die ausgehöhlte Masse klein hacken, mit den Zwiebeln anschwitzen und mit Salz, Pfeffer, Knoblauch und Kräutern würzen, Thunfisch zufügen, alles gut umrühren, für 5 Min. anrösten, in eine Schale füllen, Mozzarella und Sauerrahm dazugeben. Nun alles vorsichtig umrühren und abschmecken. Die vorgebackenen Zucchinihälften befüllen, den restlichen Mozzarella darauf verteilen. Schmeckt gut zu Salat oder einer Tomatensoße. Für die Sauce eine klein geschnittene Zwiebel und etwas Knoblauch dünsten, Tomaten und Tomatenmark zufügen, salzen, pfeffern und mit Oregano würzen. Nun ein wenig einkochen. Zuerst in die Auflaufform die Tomatensoße geben und dann die gefüllten Zucchini darauf platzieren. Bei 180 Grad 20 Min. backen.

Blumenkohlpüree mit Garnelen

Zubereitungsdauer	35 Minuten
Portionen	2
Kalorien pro Portion	252,35 kcal
Fett	9,5g
Kohlenhydrate	22g
Eiweiß	18g

Zutaten:

- 1 Blumenkohl
- Salz
- 200g Garnelen
- 1 EL Öl
- 100g Pilze
- 2 EL Crème fraîche
- 1 Hand voll Rucola
- Gewürze nach Belieben

Zubereitung:
Den Blumenkohl putzen und im Wasser zusammen mit etwas Salz kochen lassen. Währenddessen die Garnelen säubern und in etwas Öl zusammen mit den zerkleinerten Pilzen anbraten. Den fertigen Kohl in kleine Röschen teilen und anschließend zerstampfen. Etwas fettarme Crème fraîche in das Püree unterrühren. Mit Gewürzen abschmecken. Garnelen, Rucola und Pilze auf dem Püree verteilen.

Forelle mit Karfiol-Brokkoli-Stampf

Zubereitungsdauer	40 Minuten
Portionen	1
Kalorien pro Portion	332,3 kcal
Fett	12,9g
Kohlenhydrate	6,2g
Eiweiß	45,7g

Zutaten:

- 150g Brokkoli und 100g Karfiol
- Salz
- 200g Gereinigte Forelle
- 5g Butter, 1 Knoblauchzehe, 2 Zitronenscheiben
- 1 Rosmarinzweig

Zubereitung:
Brokkoli und Karfiol im Salzwasser weichkochen, abgießen, stampfen und würzen. Forelle würzen, mit etwas Butter, Zitronenscheiben, Knoblauch, Rosmarin füllen, auf Zitronenscheiben für 25 Min. bei 180 Grad garen. Den fertigen Fisch filetieren und auf dem Teller mit dem Gemüse anrichten.

Sushi-Platte

Zubereitungsdauer	40 Minuten
Portionen	4
Kalorien pro Portion	357,1 kcal
Fett	19,1g
Kohlenhydrate	6,4g
Eiweiß	37,4g

Zutaten:

- 9 Surimi
- 200 g Konjak-Reis
- 150 g Avocado
- 200 g braune Champignons
- ½ Salatgurke
- 200 g Räucherlachs
- ½ rote Paprika und ½ gelbe Paprika
- 10 Black-Tiger-Garnelen
- 1 Dose Thunfisch
- 50 g Flusskrebse
- 200 ml Gemüsebrühe
- Sushi-Ingwer
- 1 EL Sesamsaat
- Salz, Pfeffer
- 2 EL Sojasoße
- 2 EL Wasabi Paste

Zubereitung:

Konjak-Reis kurz in Gemüsebrühe aufkochen. Gurke achteln, Paprika, Pilze und Avocado in Streifen schneiden. Surimi und Krebs in Brühe erwärmen, danach wieder herausnehmen. Räucherlachs in Streifen schneiden, Thunfisch aus der Dose nehmen. Alles auf einer großen Platte hübsch anrichten, und dann mit Sesamsaat und Gewürzen garnieren.

Hauptgerichte vegetarisch

Bratkartoffel-Gemüsepfanne mit Eiern

Zubereitungsdauer	20 Minuten
Portionen	1
Kalorien pro Portion	529,8 kcal
Fett	25,6g
Kohlenhydrate	44,2g
Eiweiß	26,8g

Zutaten:

- 3 Eier
- 200 g Brechbohnen
- 200 g Kartoffeln
- 100 g Möhre
- Salz, Pfeffer, Kräuter
- 1 EL Öl

Zubereitung:
Gemüse zerkleinern, in wenig Öl anbraten und würzen. Danach 3 Spiegeleier braten. Alles zusammen auf einem Teller mit Kräutern garnieren.

Gebackener Hirtenkäse

Zubereitungsdauer	30 Minuten
Portionen	1
Kalorien pro Portion	600,8 kcal
Fett	43g
Kohlenhydrate	6g
Eiweiß	43g

Zutaten:

- 1 Packung Hirtenkäse oder Schafskäse (150 g)
- 2 Knoblauchzehen
- 2 EL Olivenöl
- ½ TL Kräuter der Provence
- 1 Prise Cayennepfeffer
- 1 Prise Paprikapulver, rosenscharf
- 5 Cocktailtomaten

- 5 Champignons
- 5 Oliven
- 1 Zwiebel
- Pfeffer aus der Mühle

Zubereitung:
Den Käse in eine Form legen und mit gewünschten Gewürzen nach Belieben würzen. Den Knoblauch schälen, zerkleinern und diesen dann gleichmäßig auf dem leckeren Hirtenkäse verteilen. Anschließend das Olivenöl über den Käse geben. Die Tomaten klein schneiden. Pilze, Oliven, Zwiebeln und Tomaten in die Form zum Hirtenkäse hinzugeben. Pfeffer drüberstreuen und den Käse im vorgeheizten Backofen für 15-20 Minuten backen lassen (180°C – Mittlere Schiene).

Protein-Dinkel-Pizza

Zubereitungsdauer	40 Minuten
Portionen	1
Kalorien pro Portion	524,2 kcal
Fett	10,3g
Kohlenhydrate	63,6g
Eiweiß	40,8g

Zutaten:
Boden:
75 g Dinkelmehl/Dinkelvollkornmehl
100 g Magerquark
etwas Salz und Oregano
1/2 Tüte Backpulver
Belag:
Tomatensoße, aus 20 g Tomatenmark und etwas Wasser und Salz
70 g Gratinkäse light
100 g Tomaten und Paprika

Zubereitung:
Zutaten für den Boden mischen und direkt auf Backpapier mit etwas Mehl ausrollen. Nun die Pizza belegen. Dann bei 175 °C Umluft, für etwa 17 Minuten backen.

Ei-Käse-Spinatrolle

Zubereitungsdauer	20 Minuten
Portionen	2
Kalorien pro Portion	350,4 kcal
Fett	49,8g
Kohlenhydrate	3,6g
Eiweiß	54,4g

Zutaten:

- 6 Eier
- 100g geriebener Mozzarella, 100g Blattspinat
- Salz, Pfeffer
- Kräuter nach Belieben

Zubereitung:

Eier, Mozzarella, Blattspinat, Salz, Pfeffer und Kräuter vermischen. Den Teig gleichmäßig auf einem Blech verteilen, für 10 Min. bei 180 °C durchbacken. Den Frischkäse auf dem Teig verschmieren und das Ganze mit Räucherlachs belegen, zusammenrollen und in fingerbreite Scheiben schneiden. Kalt oder warm genießbar.

Kürbis-Nudelpfanne mit Feta

Zubereitungsdauer	25 Minuten
Portionen	2
Kalorien pro Portion	774,0 kcal
Fett	32,8g
Kohlenhydrate	81,8g
Eiweiß	32,7g

Zutaten:

- 200g Vollkornnudeln, gekocht
- 1 halber Hokkaidokürbis (200 g)
- 50g Kürbiskerne
- 150g Fetakäse
- 1 Knoblauchzehe
- 1 EL Öl
- Salz, Pfeffer

Zubereitung:

Kürbis aushöhlen und in kleine Spalten schneiden. Dann zusammen mit Knoblauch und Kürbiskernen in Öl anbraten. Alles leicht würzen. Nudeln kochen, danach abgießen und anschließend zum Rest in die Pfanne geben. Feta in Würfelchen schneiden und dann mit der Nudelpfanne vermischen.

Protein-Flammkuchen

Zubereitungsdauer	40 Minuten
Portionen	1
Kalorien pro Portion	330,29 kcal
Fett	19,6g
Kohlenhydrate	4,7g
Eiweiß	31,4g

Zutaten:

- 1 EL Flohsamenschalen oder 1 TL Flohsamenmehl
- 100 g Quark
- 30 g Proteinpulver
- 1 Ei
- Salz und Pfeffer evtl. Kräuter, 10 Min. quellen lassen
- 50 g Frischkäse
- 1 Tomate
- 100 g Rucola

Zubereitung:

Quark, 1 EL Flohsamenschalen bzw. 1 TL Flohsamenmehl mit dem Ei vermengen. Mit Salz, Pfeffer, Kräutern würzen, für 10 Min. ruhen lassen. Den Teig auf dem Blech ausbreiten, bei 180 °C für 15-20 Min. backen. Anschließend mit Frischkäse, Tomaten und Rucola belegen und weitere 5-10 Min. im Backofen lassen.

Gemüse-Quiche

Zubereitungsdauer	90 Minuten
Portionen	4
Kalorien pro Portion	507,4 kcal
Fett	24,5g
Kohlenhydrate	17,5g
Eiweiß	50,7g

Zutaten:

- 600 g Kohlrabi
- 2 kleine Zwiebeln
- 4 Eier
- 350 g gewürfelter Katenschinken
- 1 grüne, 1 gelbe & 1 rote Paprika (à 150 g)
- 250 g Hirtenkäse
- 100 g geriebener Käse
- 4 EL Haferkleie
- Salz, Pfeffer
- Oregano
- Majoran
- Basilikum

Zubereitung:

Kohlrabis schälen und ganz fein zerreiben. Die Zwiebel würfeln. Den geriebenen Kohlrabi und die Zwiebelwürfel mit Haferkleie, Eiern, Kräutern und Schinken vermischen. Den sich daraus ergebenen Teig in eine Silikonkuchenform füllen. Paprika würfeln und auf Kohlrabi verteilen. Hirtenkäse würfeln, auf die Masse geben, mit geriebenem Käse belegen und die Quiche für 50-60 Min. bei 200 °C im Ofen backen.

Shakshuka

Zubereitungsdauer	35 Minuten
Portionen	2
Kalorien pro Portion	380,9kcal
Fett	25g
Kohlenhydrate	14g
Eiweiß	22,1g

Zutaten:

- 2 EL Olivenöl
- ¼ TL Salz
- 2 EL Harissa (scharfe Chilipaste)
- 2 TL Tomatenmark
- 500 g rote Paprika & 200 g große Tomaten, klein geschnitten
- 4 gehackte Knoblauchzehen
- 1 TL Kreuzkümmel, gemahlen
- 1 Dose Tomaten
- 6 Eier

Zubereitung:

Paprika, Tomatenmark, Chilipaste, Knoblauch, Kreuzkümmel und etwas Salz in einer Pfanne bei geringer Temperatur für 8 Min. anbraten. Tomaten. Nun die Dose Tomaten hinzugeben und für 10 Min. köcheln lassen. Kleine Mulden in die Masse drücken und dort die Eier hineinschlagen. Im Ofen bei 200°C Umluft für ungefähr 10 Min. stocken lassen, bis das Eiweiß fest ist.

Bratkartoffel-Rührei-Pfanne

Zubereitungsdauer	25 Minuten
Portionen	1
Kalorien pro Portion	528,5 kcal
Fett	34,0g
Kohlenhydrate	38,3g
Eiweiß	26,6g

Zutaten:

- 200 g festkochende Kartoffeln
- 3 Eier
- 2 EL Salatkerne-Mischung
- 1 EL ÖL
- Salz, Pfeffer, Paprikapulver

Zubereitung:
Kartoffeln waschen, würfeln und mit Eiern in Öl anbraten. Salatkerne dazugeben, salzen, pfeffern und mit Paprikapulver abschmecken.

Zucchini-Paprika Puffer

Zubereitungsdauer	25 Minuten
Portionen	1
Kalorien pro Portion	350,0 kcal
Fett	17,4g
Kohlenhydrate	25,3g
Eiweiß	20,6g

Zutaten:

- 200 g Zucchini, gerieben & gesalzen
- 150 g Paprika & Zwiebel, gewürfelt
- Salz, Pfeffer, Knoblauch
- Italienische Kräuter
- 2 Eier, 2 EL Sauerrahm

Zubereitung:
Zucchini auspressen, Eier, Knoblauch, Kräuter, Zwiebeln und Paprika zugeben, salzen, pfeffern und gut vermengen. Kleine Plätzchen formen und anbraten. Aus Sauerrahm, mit ein paar Kräutern, Salz und Pfeffer, kann man einen passenden Dip zaubern.

Spiegelei mit Kohlrabipommes

Zubereitungsdauer	30 Minuten
Portionen	1
Kalorien pro Portion	196,3 kcal
Fett	13,0g
Kohlenhydrate	4,7g
Eiweiß	13,7g

Zutaten:

- 300 g Kohlrabi, in Stifte geschnitten
- 2 Eier
- 1 TL Öl
- Gewürzmischung, (Pommesgewürz)
- Paprikapulver
- Currypulver

Zubereitung:

Kohlrabi mit Gewürzen und Öl vermengen, auf ein Blech legen und 25 Min. lang bei 200 °C backen. Spiegelei dazu servieren.

Bratkartoffeln mit Frühlingsquark

Zubereitungsdauer	25 Minuten
Portionen	1
Kalorien pro Portion	499,3 kcal
Fett	18,0g
Kohlenhydrate	52,2g
Eiweiß	28,7g

Zutaten:

- 100 g Kartoffeln
- 100 g Süßkartoffeln
- 15g Salatkerne-Mischung
- 1 EL Öl
- 1 Frühlingszwiebel
- 250 g Magerquark
- 1 TL Zitronensaft
- Salz, Pfeffer & Paprikapulver

Zubereitung:

Kartoffeln in ganz kleine Stückchen schneiden, salzen, pfeffern und mit Salatkernen in Öl durchbraten.

Den Quark mit beliebigen Gewürzen und etwas Zitronensaft verrühren und geschnittene Frühlingszwiebel dazugeben.

Protein-Möhrenpuffer

Zubereitungsdauer	25 Minuten
Portionen	1
Kalorien pro Portion	375,6 kcal
Fett	9,4
Kohlenhydrate	25,6g
Eiweiß	44,6g

Zutaten:

- 150 g Möhren (fein geraspelt)
- 1 Ei
- 30 g Protein-Pulver
- 30 g Mandelmehl
- 100 g Apfelmus

Zubereitung:
Alle Zutaten vermengen, zu Puffern formen und dann auf ein Blech legen. Bei 160 Grad, 16 Min. knusprig backen. Mit Apfelmus servieren.

Hauptgerichte vegan

Sellerie-Buletten

Zubereitungsdauer	40 Minuten
Portionen	2
Kalorien pro Portion	396,7 kcal
Fett	16,3g
Kohlenhydrate	46,8g
Eiweiß	12,9g

Zutaten:
für ca. 6 Stück

- 500 g Sellerie
- 2 Knoblauchzehen, fein gemahlen
- 3 EL Semmelbrösel
- 2 TL Oregano
- 1 TL Salz
- 2 TL Paprikapulver, süß
- 1 TL Pfeffer
- 2 EL Sojamehl mit 4 EL Wasser verrührt (oder vegetarisch, 1 Ei)
- 1 EL Olivenöl zum Braten
- Packung TK-Gemüse
- 300 g Kartoffeln

Die Zubereitung:
Die Schale vom Sellerie entfernen und diesen in kleine Würfel schneiden. Nun in der Küchenmaschine zerkleinern, bis er ungefähr wie Reis aussieht. Den Sellerie in eine Schüssel geben. Zuerst die Gewürze gut untermischen, anschließend die Semmelbrösel und dann das angerührte Sojamehl. Falls die Konsistenz noch zu weich ist, einfach etwas mehr Semmelbrösel nehmen. Mit angefeuchteten Händen, nun die Bratlinge formen und dann in Olivenöl bei mittlerer Hitze goldbraun braten. Anschließend Kartoffeln kochen, TK-Gemüse erhitzen und alles zusammen servieren.

Veganes Sahne-Geschnetzeltes

Zubereitungsdauer	30 Minuten
Portionen	2
Kalorien pro Portion	777,0 kcal
Fett	32,1g
Kohlenhydrate	47,8g
Eiweiß	68,9g

Zutaten:

- 1 Zwiebel und 1 Schalotte
- 1 rote und 1 halbe gelbe Paprika (à 150 g)
- 150 g Aubergine
- 200 g Zucchini
- 100 g große Champignons
- 100 g frische Cocktailtomaten
- 300 g Like Meat Filetstücke Döner-Style (oder andere veg. Produkte)
- 250 g Taifun Tofu Rosso in kleine Stücke geschnitten
- 200 ml Gemüsebrühe
- 2 EL Sambal Oelek
- 2 EL Tomatenmark
- ein Päckchen Soja Cuisine
- Knoblauch, Pfeffer.

Zubereitung:

Filetstücke und Tofu scharf anbraten, nach und nach Zwiebeln und das geschnittene Gemüse hinzugeben und würzen. Tomatenmark und Sambal Oelek dazugeben und alles leicht anrösten. Nun mit Brühe aufgießen und mit Soja Cuisine abschmecken.

Soja-Gemüsepfanne

Zubereitungsdauer	30 Minuten
Portionen	2
Kalorien pro Portion	314,2 kcal
Fett	17,4g
Kohlenhydrate	11,0g
Eiweiß	26,2g

Zutaten:

- 250 g Sojawürfel
- Paprikapulver
- 2 EL Tomatenmark
- 1 EL Olivenöl
- 150 g Aubergine
- 200 g Zucchini
- 200 g Karotten
- 150 g Paprika
- 200ml Brühe

Zubereitung:

Die Sojawürfel einweichen und zusammen mit etwas Paprikapulver und Tomatenmark in Olivenöl anbraten. Die Auberginen, Zucchini, Karotten und Paprika waschen, schneiden und ebenfalls in Olivenöl anbraten und würzen. Die Sojawürfel dazugeben und mit stückigen Tomaten und etwas Brühe aufgießen.

Dinkelnudeln mit Avocado

Zubereitungsdauer	20 Minuten
Portionen	1
Kalorien pro Portion	848,2 kcal
Fett	56,7g
Kohlenhydrate	58,0g
Eiweiß	20,3g

Zutaten:

- 150 g Dinkelvollkorn-Nudeln
- 100 g Tomaten
- 150 g Avocado
- 1 Zwiebel
- 1 EL Öl
- 1 Knoblauchzehe
- 20g Salatkerne-Mischung (Pinien-, Kürbiskerne etc.)
- Salz, Pfeffer
- beliebige Gewürze

Zubereitung:

Salatkerne kurz mit zerkleinerter Zwiebel & Knoblauch in Öl anrösten, anschließend gewürfelte Tomate dazugeben und würzen. Nudeln kochen und mit zu dem Rest geben. Gut vermengen und sofort in eine große Schüssel füllen. Avocado entkernen und in Scheibchen auf die Nudeln legen.

Thaicurry

Zubereitungsdauer	25 Minuten
Portionen	2
Kalorien pro Portion	343,5kcal
Fett	20,6g
Kohlenhydrate	22,7g
Eiweiß	14,3g

Zutaten:

- 1 Zwiebel
- 3cm Ingwer
- 1 EL Kokosöl
- 50g Brokkoli, 200g Zucchini, 100g Karotten, 150g Paprika, 100g Champignons
- 150g Tofu
- 2 EL Sojasauce, 100ml Kokosmilch
- 2 EL Grüne Currypaste

Zubereitung:

Zwiebel und Ingwer in Kokosöl anschwitzen. Den Tofu hinzugeben. Dann das gewaschene und geschnittene Gemüse dazugeben. Alles gut anbraten, mit Sojasoße und Kokosmilch aufgießen. Etwas grüne Currypaste einrühren und alles aufkochen lassen.

Zucchini- und Karottenspaghetti mit Avocadosoße

Zubereitungsdauer	20 Minuten
Portionen	1
Kalorien pro Portion	724,8 kcal
Fett	62,5g
Kohlenhydrate	16,8g
Eiweiß	18,1g

Zutaten:

- 200 g Zucchini
- 200 g Karotten
- 150 g Avocado
- 1 EL Zitronensaft
- Knoblauch, Salz, Pfeffer, 2 EL Olivenöl
- 2 Artischocken und 50g getrocknete Tomaten

Zubereitung:
Die Zucchini und Karotten waschen, schälen und mit dem Spiralschneider in Spaghetti-Form bringen. Für die Avocadosoße die Avocado, Zitronensaft, Knoblauch, Salz, Pfeffer und Olivenöl zusammen pürieren. Die Spaghetti anrichten, die Avocadosoße darüber gießen und mit Artischocken und getrockneten Tomaten verzieren.

Gemüsemix aus dem Backofen

Zubereitungsdauer	25 Minuten
Portionen	2
Kalorien pro Portion	419,8kcal
Fett	14,1g
Kohlenhydrate	51,6g
Eiweiß	18,8g

Zutaten:

- 1 kleiner Kürbis (350 g)
- 100 g grüne Bohnen
- 100 g Kohlrabi
- 100 g Möhren
- Je 100 g Rosenkohl, Blumenkohl und Brokkoli
- 1 Zwiebel
- 1 EL Öl
- Salz, Pfeffer, Gewürze
- 30 g Salatkerne-Mischung

Zubereitung:
Das Gemüse schneiden und gleichmäßig in der Auflaufform verteilen, Kerne darüber geben, mit Öl beträufeln und würzen. Anschließend noch mal gut durchmischen und bei 200 °C im Ofen ca. 20 Minuten (je nach Schnittgröße) garen.

Salate

Bunter Salat mit Hähnchenstreifen

Zubereitungsdauer	35 Minuten
Portionen	1
Kalorien pro Portion	764,0kcal
Fett	26,1g
Kohlenhydrate	34,8g
Eiweiß	92,4g

Zutaten:

- 1 Romana Salat
- 100 g Zucchini
- 100 g rote und 100 g gelbe Paprikaschote
- 100 g Radieschen
- 50 g Frühlingszwiebeln
- 2 große Tomaten & 5 Kirschtomaten
- 200 g kleine Mozzarellakugeln
- 2 Putenschnitzel (à 150 g)
- 2 EL Öl
- 2 EL weißer Balsamico-Essig
- 1 EL Xucker
- Salz, Pfeffer, Chiliflocken, Paprikapulver
- 2 EL Schnittlauch

Zubereitung:

Salat in Streifen, Paprika in kleine Stücke und Zucchini, Radieschen, Frühlingszwiebel und Tomaten ebenso klein schneiden.

Aus Essig, Öl, Schnittlauch, Salz, Pfeffer, Xucker eine Salatsoße herstellen. Die Putenschnitzel in Streifen schneiden und ordentlich mit Chili, Paprika, Salz und Pfeffer würzen und scharf anbraten, herausnehmen aus der Pfanne und noch mal 5 Minuten ruhen lassen.

Salat mit der Soße vermischen und ziehen lassen, Mozzarellakugeln dazugeben, noch mal gut umrühren und die Putenstreifen auf dem Salat verteilen.

Feldsalat mit Garnelen und Avocado

Zubereitungsdauer	20 Minuten
Portionen	2
Kalorien pro Portion	619,9kcal
Fett	28,9g
Kohlenhydrate	51,8g
Eiweiß	33,7g

Zutaten:

- 1 Packung Feldsalat
- 200 g Garnelen
- 20 g Salatkerne-Mischung
- 150g große Avocado
- 1 Zitrone
- 1 Lauchzwiebel
- 1 Knoblauchzehe
- 1 Baguette (TK oder frisch)
- Salz, Pfeffer
- Paprikapulver
- gemahlener Koriander
- 2 EL Öl

Zubereitung:

Garnelen kurz mit Knoblauch und Zwiebel in Öl anbraten und würzen, Salatkerne dann mit anrösten. Salat auf dem Teller verteilen. Avocado entkernen und in Würfel schneiden, auf dem Salat verteilen. Nun Garnelen-Salatkerne-Mischung mit dem würzigen Öl aus der Pfanne auf den Salat geben. Alles mit Zitrone beträufeln und zusammen mit dem Baguette servieren.

Leichter Kartoffelsalat

Zubereitungsdauer	25 Minuten
Portionen	2
Kalorien pro Portion	336,1kcal
Fett	10,9g
Kohlenhydrate	50,1g
Eiweiß	7,2g

Zutaten:

- 500 g festkochende Kartoffeln
- 2 Zwiebeln
- 1 EL gelber Senf
- 125 ml heiße Brühe
- Salz, Pfeffer, Muskat
- 3 EL Essig (Weißweinessig), 2 EL Öl

Zubereitung:
Kartoffeln kochen, pellen, und sofort in hauchdünne Scheiben schneiden. Zwiebeln und heiße Brühe hinzugeben, mischen. Dann Öl, Senf und Essig hinzugeben und mit Salz, Muskatnuss und Pfeffer abschmecken. Bei Bedarf passen auch Gurken gut zum Salat.

Eiersalat mit Gemüse und Feta

Zubereitungsdauer	35 Minuten
Portionen	1
Kalorien pro Portion	728,5kcal
Fett	54,9g
Kohlenhydrate	14,6g
Eiweiß	38,6g

Zutaten:

- 3 Eier
- 100 g Feta- oder Hirtenkäse
- 100 g Gurke
- 100 g Paprika
- 50 g Mais
- 3 Gewürzgurken zum Garnieren
- Salz, Pfeffer, Gewürze, Kräuter
- 3 EL Essig, 2 EL Öl

Zubereitung:
Gemüse klein schneiden, gekochtes Ei und Feta zerbröseln und mit dem Mais in eine Schüssel geben. Dressing aus Salz, Pfeffer, Gewürzen, Kräutern, Öl und Essig zubereiten und über den Salat gießen. Gewürzgurken halbieren und mit ihnen den Salat garnieren.

Gebratene Ente auf Rucola-Salat

Zubereitungsdauer	30 Minuten
Portionen	1
Kalorien pro Portion	506 kcal
Fett	35g
Kohlenhydrate	5,8g
Eiweiß	38,3g

Zutaten:

- 300g Entenbrust
- 1 TL Birkenzucker
- ½ TL Essig
- Salz, Pfeffer
- 80g Rucola

Zubereitung:
Die Entenbrust von Silberhaut befreien und die Haut einschneiden. Nach Belieben marinieren. Tipp: Ente mit Essig, Salz, Pfeffer und einem TL Birkenzucker einschmieren, gute 3 Std. im Kühlschrank ziehen lassen. Backofen auf 170° vorheizen. Entenbrust mit der Hautseite zuerst ohne zusätzliches Fett goldbraun braten. Die andere Seite ungefähr zwei Minuten lang anbraten. Danach kommt die Entenbrust in den vorgeheizten Backofen, für ungefähr 15 Min. Die Entenbrust am Abend vorkochen und als Mittagessen zur Arbeit mitnehmen und mit frischem Rucola-Salat essen.

Kichererbsen-Blumenkohl-Salat

Zubereitungsdauer	15 Minuten
Portionen	1
Kalorien pro Portion	214,1 kcal
Fett	3,6g
Kohlenhydrate	28,7g
Eiweiß	15,3g

Zutaten:

- 300g Blumenkohl
- 100g Kichererbsen
- Curry und sonstige Gewürze

Zubereitung:
Blumenkohl aufkochen, in kleine Röschen teilen, Kichererbsen einweichen und quellen lassen. Alles vermischen und mit etwas Curry und Gewürzen je nach Belieben würzen.

Wurstsalat

Zubereitungsdauer	15 Minuten
Portionen	2
Kalorien pro Portion	436,1 kcal
Fett	70,9g
Kohlenhydrate	9,4g
Eiweiß	42,4g

Zutaten:

- je 100g Lyoner, Emmentaler und Gewürzgurken
- 1 Zwiebel
- Je 2 EL Essig, Öl, Gurkenwasser
- Salz, Pfeffer, Paprika edelsüß

Zubereitung:
Lyoner, Emmentaler und die Gewürzgurken in dünne Streifen schneiden. Die Zwiebeln werden in dünne Ringe geschnitten. Essig, Öl und etwas Gurkenwasser werden mit Salz und Pfeffer abgeschmeckt. Der Salat sollte mindestens 1 Std. ziehen.

Fleischsalat

Zubereitungsdauer	25 Minuten
Portionen	4
Kalorien pro Portion	546 kcal
Fett	44g
Kohlenhydrate	7,4 g
Eiweiß	25,9g

Zutaten:

- 4 Eier
- 2 Mozzarella (à 125 g)
- 15 g Flohsamenschalen
- ¼ TL Salz
- 150 g gekochte Erbsen
- 400 g Geflügel-Fleischwurst, in Streifen
- 1 rote gewürfelte Paprika
- 1 Becher Crème fraîche Kräuter (200g)

Zubereitung:
Die ersten 4 Zutaten mit dem Pürierstab mixen, auf einem Backblech dünn verteilen, für 15 Min. bei 150 Grad Umluft backen, Teig in Streifen schneiden. Alles in eine breite Schüssel füllen und Mozzarella-Nudeln dazugeben. Crème fraîche zufügen und behutsam umrühren.

Thunfischsalat mit Feta

Zubereitungsdauer	15 Minuten
Portionen	1
Kalorien pro Portion	651,9 kcal
Fett	42,2g
Kohlenhydrate	8,2g
Eiweiß	55,0g

Zutaten:

- 1 Dose Thunfisch
- 100 g Feta- oder Hirtenkäse
- 1 kleine Zucchini oder Gurke
- 50 g Mais
- 3 EL Essig und 1 EL Öl
- Salz, Pfeffer, beliebige Gewürze und Kräuter
- etwas Zitronensaft

Zubereitung:
Zutaten zerkleinern und zusammen in einer Schüssel mischen. Mit Essig, Öl, Gewürzen und Kräutern ein Dressing zubereiten, mit Zitronensaft verfeinern und anschließend über den Salat gießen.

Ziegenkäse-Rote-Bete-Salat

Zubereitungsdauer	10 Minuten
Portionen	1
Kalorien pro Portion	793,4 kcal
Fett	61,3g
Kohlenhydrate	23,2g
Eiweiß	31,3g

Zutaten:

- 200g Rote-Bete-Spaghetti
- 100g gemischten Salat
- 100 Ziegenweichkäse
- 50g Haselnüsse und gemischte Kerne
- 1 EL Olivenöl und ein paar Tropfen Weißweinessig

Zubereitung:
Gemischten Salat anrichten. Darauf die Rote Bete verteilen. Mit dem Käse, Nüssen und gemischten Kernen veredeln. Als Dressing etwas Olivenöl + ein paar Tropfen Weißweinessig auf dem Salat verteilen.

Couscous-Salat

Zubereitungsdauer	30 Minuten
Portionen	2
Kalorien pro Portion	777,6 kcal
Fett	19,8g
Kohlenhydrate	124,6g
Eiweiß	20,3g

Zutaten:

- 250 g Couscous
- 250 ml Gemüsebrühe/Fond
- 1 rote und 1 gelbe Paprika (à 150 g)
- 1 Dose Mais
- 2 EL Essig (Reisessig)
- 3 EL Öl, 1 EL Tomatenmark
- 4 Stangen Lauchzwiebeln
- 1 EL rote Currypaste,
- 1 EL Sojasoße
- Salz, Pfeffer, Chilipulver, Kreuzkümmel, etwas Zucker
- Petersilie, Schnittlauch

Zubereitung:

Den Couscous mit Fond oder Brühe übergießen und 10 Min. quellen lassen, ggf. die Flüssigkeit erhöhen.

Gemüse und Kräuter klein schneiden. Currypaste, Öl, Reisessig, Tomatenmark, und Sojasoße mit dem Couscous vermengen.

Gemüse unterheben, salzen, pfeffern, mit Chilipulver, Kreuzkümmel und etwas Zucker verfeinern. Etwas glatte Petersilie oder Schnittlauch fein hacken und darüber streuen.

Abendessen

Nudelsuppe

Zubereitungsdauer	30 Minuten
Portionen	4
Kalorien pro Portion	742,6 kcal
Fett	29,4g
Kohlenhydrate	57,6g
Eiweiß	56,6g

Zutaten:

- 1 kg Hähnchenschenkel
- 1 Suppengrün
- 300 g Tagliatelle oder andere Nudeln
- Wasser oder Brühe

Zubereitung:
Nudeln im Topf bissfest kochen. In einem separaten Topf, Hähnchen und Gemüse in Wasser oder Brühe gar kochen. Zum Schluss die Nudeln zur Suppe hinzugeben und nach Bedarf würzen.

Eiersuppe mit Gemüse

Zubereitungsdauer	30 Minuten
Portionen	1
Kalorien pro Portion	328,8 kcal
Fett	15,0g
Kohlenhydrate	21,8g
Eiweiß	24,3g

Zutaten:

- 2 Eier
- 1 Packung Suppengrün oder TK-Gemüse
- 300 ml Wasser oder Brühe
- Schnittlauch
- Salz, Pfeffer

Zubereitung:
Aus Gemüse und Brühe eine Suppe kochen. Zum Schluss die zwei Eier miteinander verquirlen und in die Suppe gießen. Anschließend mit Schnittlauch verfeinern und salzen und pfeffern.

Spaghetti mit Tomaten-Mozzarella-Soße und Hähnchen

Zubereitungsdauer	25 Minuten
Portionen	2
Kalorien pro Portion	184,4 kcal
Fett	24,6g
Kohlenhydrate	136,4g
Eiweiß	96,6g

Zutaten:

- 300 g Spaghetti
- 1 Packung passierte Tomaten
- 500 g Hähnchenbrust, kleingeschnitten
- eine Kugel (125 g) Mozzarella, kleingeschnitten
- eine Dose Mais mit Erbsen ("Mexico Mix")
- eine Zwiebel, fein gewürfelt
- eine Knoblauchzehe, fein gewürfelt
- Salz, Pfeffer, viel Basilikum, Oregano, Thymian, Salbei, ein Hauch Chili

Zubereitung:

Zerkleinerten Knoblauch und Zwiebel anschwitzen. Das Fleisch in der Pfanne ganz kurz scharf anbraten, anschließend die Hitze herunterdrehen.

Das Gemüse abgießen und dazugeben, dann die Tomaten angießen und alles gut verrühren. Wenn die Flüssigkeit warm ist, den Mozzarella einrühren und alles würzen. Nudeln kochen, anschließend abgießen und zu der Soße in die Pfanne geben.

Abendbrot Labskaus

Zubereitungsdauer	25 Minuten
Portionen	2
Kalorien pro Portion	509 kcal
Fett	24,8g
Kohlenhydrate	19,4g
Eiweiß	49,6g

Zutaten:

- 300 g großen Blumenkohl
- 150 g Süßkartoffeln
- 1 Glas rote Beete (300 g), püriert
- 1 Dose Corned Beef (300 g)
- Pfeffer, Salz
- 2 Eier, 4 Rollmops (à 70 g) und Gurken

Zubereitung:
Blumenkohl und Süßkartoffel für 10 Min. kochen und dann klein stampfen. Corned Beef und rote Beete anbraten. Nun alle Zutaten vermischen und abschmecken.

Spinatnudeln mit Hähnchen

Zubereitungsdauer	25 Minuten
Portionen	2
Kalorien pro Portion	729,8 kcal
Fett	8,4g
Kohlenhydrate	104,6g
Eiweiß	54,4g

Zutaten:

- 300 g Vollkornnudeln
- 500 g junger Spinat
- 300 g Hähnchenbrustfilet
- 1 Knoblauchzehe
- 1 Zwiebel
- Salz, Pfeffer, Currypulver

Zubereitung:
Hähnchen, Zwiebeln und Knoblauch zerkleinern, gar braten. Nun salzen, pfeffern und mit etwas Curry würzen. Nudeln kochen, Spinat erwärmen und würzen und beides miteinander vermischen. Hähnchen anschließend darüber geben.

Kräuter Omelett mit Spinatfüllung

Zubereitungsdauer	25 Minuten
Portionen	2
Kalorien pro Portion	657,14kcal
Fett	42,0g
Kohlenhydrate	16,0g
Eiweiß	49,0g

Zutaten Füllung:

- 1 Zwiebel
- 5 Scheiben Bacon (à 10 g) in Streifen geschnitten
- 100 g Paprika
- 50 g Champions
- 300 g Blattspinat
- 5 Cocktail-Tomaten, geviertelt
- 1 EL Tomatenmark
- 50 ml Sahne
- 2 EL Schmand
- 1 EL Butter

Zutaten Omelett:

- 4 große Eier
- 75 ml Sahne
- 1 EL getrocknete Kräuter
- 1 TL Butter
- Salz und Pfeffer

Zubereitung:

Klein geschnittenes Gemüse mit Bacon in Butter knusprig anbraten, Spinat, Schmand, Sahne und Tomatenmark zugeben und für 10 Min. köcheln lassen, salzen und pfeffern, Tomaten unterheben. Eier, Sahne, Salz und Kräuter und Pfeffer aufschlagen, in heißer Butter braten und von der einen Seite mit dem Deckel stocken lassen. Das Omelett mit der fertigen Spinatmasse füllen.

Hähnchenbrust mit Kartoffeln und Spinat

Zubereitungsdauer	40 Minuten
Portionen	3
Kalorien pro Portion	425,5kcal
Fett	12,6g
Kohlenhydrate	25,4g
Eiweiß	50,0g

Zutaten:
500 g Hähnchenbrust (3 Stück)
500 g TK-Spinat, aufgetaut (z. B. in Mikrowelle)
150 g Fetakäse
Ca. 500 g Kartoffeln, geschält und in mundgerechte Stücke geschnitten
Ca. 250 g Cherrytomaten, halbiert

Zubereitung:
Das Hähnchen mit Gewürzen einreiben und beiseitestellen, Kartoffeln kochen.
Spinat in eine Pfanne mit heißem Öl geben. Tomaten mit dem Käse in den Spinat rühren, salzen, pfeffern und mit Muskatnuss würzen.
In einer 2. Pfanne das Fleisch kurz scharf anbraten. Nun, je nach Dicke, bei geringerer Hitze ca. 20 Minuten durchgaren lassen.

Rindersuppe

Zubereitungsdauer	4-5 Stunden
Portionen	4
Kalorien pro Portion	428,6 kcal
Fett	11,7g
Kohlenhydrate	25,1g
Eiweiß	53g

Zutaten:

- 1 kg Beinfleisch vom Rind
- 3 Rindsknochen
- 2 Markknochen
- 500 g Suppengrün
- 1 Zwiebel
- Lorbeerblatt, Pfefferkörner, Salz, Piment

Zubereitung:
Suppengrün und Zwiebel in etwas Öl anschwitzen und mit kaltem Wasser ablöschen. Fleisch hinzugeben und mit kaltem Wasser aufgießen, bis es bedeckt ist. Das Ganze nun aufkochen lassen, den Schaum abschöpfen und die Temperatur drosseln und mit den Gewürzen würzen. Die Suppe nun zusammen mit dem Rind für 4-5 Std. simmern lassen.

Hackbraten mit Rucola und Schinkenchips

Zubereitungsdauer	2 Stunden
Portionen	2
Kalorien pro Portion	907,8kcal
Fett	61,4g
Kohlenhydrate	10,7g
Eiweiß	71,4g

Zutaten:

- 50 g Tomaten (getrocknet)
- 500 g gemischtes Hackfleisch
- 1 gelbe Peperoni
- 1 große Zwiebel
- 1 Knoblauchzehe
- 150 g Mozzarella
- 6 Scheiben Schinken (Schwarzwälder) à 10 g
- 100 g Rucola
- 80 g frischer Joghurt
- 1 Ei
- 1 TL getrocknete Kräuter
- 1 EL Senf
- Salz, Pfeffer, Paprikapulver

Zubereitung:

Tomaten, Zwiebel, Peperoni und Knoblauch würfeln.

Hack, Tomaten, Peperoni, Zwiebel, Senf, Ei, Knoblauch, Kräuter, und Joghurt vermengen, salzen und pfeffern, und verkneten.

Hack auf einer Folie zu einem Quadrat flach drücken. Mozzarellascheiben darauf verteilen und dabei einen Rand von 2 cm lassen. Hack mit Folie aufrollen und kopfüber auf ein Backblech legen. Oberfläche mehrmals einritzen und die Rolle bei 175 Grad ca. 60 Minuten backen. Schinkenspeck knusprig braten. Zum Schluss Hackbraten auf einem Teller mit den Schinkenchips und Rucola bestreuen. Dazu passt eine Tomatensoße.

Frittata mit Gemüse, Schinken und Mozzarella

Zubereitungsdauer	30 Minuten
Portionen	4
Kalorien pro Portion	371,4 kcal
Fett	23,1g
Kohlenhydrate	6,4g
Eiweiß	31,8g

Zutaten:

- 1 Frühlingszwiebel, 50g Tomate, 100g Paprika, 50g Möhre
- 10 Eier
- 100g Hüttenkäse, 125g Mozzarella und 100g Schinkenwürfel
- 1 EL Öl, Gewürze nach Wahl

Zubereitung:
Gemüse nach Wahl waschen, schneiden und mit etwas Öl anbraten. Für die Soße Eier mit Hüttenkäse, Mozzarella und Schinken anrühren. Mit Gewürzen nach Wahl würzen und das Ganze bei 150°C Umluft für 20 Min. im Backofen garen lassen, bis die Frittata durchgegart ist.

Hähnchen mit Süßkartoffelspalten

Zubereitungsdauer	40 Minuten
Portionen	2
Kalorien pro Portion	705,0kcal
Fett	29,9g
Kohlenhydrate	36,6g
Eiweiß	67,6g

Zutaten:

- 500 g Hähnchenbrustfilet
- 1 kleiner Hokkaidokürbis (400 g)
- 50 g Kürbis- und Pinienkerne
- 1 Zweig Rosmarin
- 2 EL Öl, Salz, Pfeffer, Paprikapulver

Zubereitung:
Hähnchen mit Gewürzen und Öl bestreichen und in eine Auflaufform legen. Hokkaido entkernen und in mundgerechte Spalten schneiden. Zusammen mit den Kernen in die Form geben. Noch mal etwas Öl über das Ganze träufeln und Rosmarin darauflegen. Nun bei 200 °C im Ofen 20-25 Minuten garen.

Mozzarella-Pesto-Hähnchen

Zubereitungsdauer	50 Minuten
Portionen	4
Kalorien pro Portion	477,8 kcal
Fett	21,4g
Kohlenhydrate	8,4g
Eiweiß	59,6g

Zutaten:

- 150 g rote Paprika
- 100 g Tomaten
- 2 Lauchzwiebeln
- 4 Hähnchenbrustfilets à 160 g
- 250 g Mozzarella in Scheiben
- 2 EL Pesto

Zubereitung:

Paprika, Tomaten und Lauchzwiebeln zerkleinern und in eine Auflaufform geben. Etwas Gemüse weglegen für den Schluss. Die Brustfilets mit Pesto bestreichen und mehrmals leicht einschneiden. Den Mozzarella in die Schlitze des Hähnchens drücken, übriges Gemüse darüber streuen, bei 180 Grad für 30 Min. bei Umluft garen.

Gemüse-Hackfleischeintopf

Zubereitungsdauer	35 Minuten
Portionen	2
Kalorien pro Portion	866,0 kcal
Fett	48,4g
Kohlenhydrate	47,5g
Eiweiß	53,9g

Zutaten:

- 2 Zwiebeln, in Ringe geschnitten
- 300 g Paprika, in Würfel geschnitten
- 150 g Karotten, in Stifte geschnitten
- 100 g Salatgurke, gewürfelt
- 300 g Tomaten aus der Dose
- 1 Tube Tomatenmark
- 500 ml Hühnerbrühe
- ½ kg Hackfleisch
- Salz, Pfeffer, Chili
- Paprikapulver

Zubereitung:

Gemüse mit den Tomaten und Tomatenmark im Topf andünsten und mit ungefähr ½ L Brühe auffüllen. Zum Schluss Fleisch zufügen, bei kleiner Flamme mitkochen und würzen.

Gulaschsuppe

Zubereitungsdauer	60 Minuten
Portionen	4
Kalorien pro Portion	452,4 kcal
Fett	14,4g
Kohlenhydrate	24,5g
Eiweiß	52,2g

Zutaten:

- je 500g Rind und Schweinegulasch
- 2 große Zwiebeln
- 1 oder 2 Knoblauch-Zehen
- ½ Tube Tomatenmark
- Salz, Pfeffer, Paprika und 20ml Rotwein
- 1 EL Öl zum Anbraten
- 1 Liter Brühe
- 2 EL Frischkäse
- 150g grüne Bohnen, 100g Möhren, 100g Pastinaken

Zubereitung:

Das Fleisch scharf anbraten, Zwiebel und Knoblauch zerkleinern und hinzufügen, mit Rotwein ablöschen und für 10 Min. einkochen lassen. Tomatenmark, Brühe und Gewürze dazugeben und kochen lassen. Geschnittenes Gemüse zu dem zarten Fleisch geben, weitere 10 Min. leicht köcheln lassen. Mit Frischkäse und Gewürzen erneut abschmecken.

Gefüllte Wirsingbeutel

Zubereitungsdauer	70 Minuten
Portionen	2
Kalorien pro Portion	808,6 kcal
Fett	45,4g
Kohlenhydrate	25,2g
Eiweiß	69g

Zutaten:

- 1 kleiner Wirsingkohl (500 g)
- 200g Hirtenkäse
- 2 Zwiebeln
- 3 Knoblauchzehen
- Petersilie, TK
- Basilikum, TK
- 2 EL Olivenöl
- ½ TL gemahlener Kreuzkümmel
- ½ TL gemahlener Koriander
- 400g Rinderhackfleisch
- Salz
- Thymian
- Pfeffer
- 100ml Gemüsebrühe

Zubereitung:

8 bis 10 Wirsingblätter etwa 4 Min. blanchieren, mit kaltem Wasser abschrecken, übrigen Kohl und den Käse klein schneiden. Zwiebeln mit dem Knoblauch anbraten, Wirsing dazu geben, mit Koriander, Salz und Kümmel würzen, verrühren und kurz anbraten. Hack in einer Schüssel mit dem angebratenen Wirsing vermischen, Hirtenkäse und Kräuter dazugeben, mit Salz und Pfeffer abschmecken. Die blanchierten Kohlblätter einzeln in ein mittelgroßes Sieb legen. Die Hackmischung in die Blätter füllen, in eine Auflaufform legen, Brühe zugeben und für ½ Std. im vorgewärmten Ofen bei 180 Grad schmoren.

Gefüllter Hackbraten mit Bohnen

Zubereitungsdauer	90 Minuten
Portionen	4
Kalorien pro Portion	582,25 kcal
Fett	33,5g
Kohlenhydrate	20g
Eiweiß	46g

Zutaten:

- 1 kg Rinderhackfleisch
- 2 Zwiebeln
- 1 EL Tomatenmark
- 2 Eier
- Salz, Paprikapulver
- 50 g Frischkäse
- 4 Scheiben Kochschinken (à 33 g)
- 150 g Feta
- 1 kg Bohnen
- 1 EL Nussbutter, zerlassen

Zubereitung:

Rinderhack mit klein geschnittenen Zwiebeln, Tomatenmark und Eiern verkneten, Masse auf Backpapier verstreichen, sodass ein ca. 1 cm hoher Boden entsteht. Die Füllung wird je nach Geschmack angerührt: Frischkäse auf der Hackschicht verstreichen, Schinken oder Mortadella darauf verteilen und Feta darüber bröckeln. Mit dem Backpapier die Masse zusammenrollen und in Form bringen. Den Braten bei 180 °C Umluft für 1 Std. garen. Nach 45 Min. etwas Wasser oder Fond angießen. 1 kg Bohnen, bei mittlerer Flamme, in Nussbutter anbraten und mit Salz würzen.

Hähnchenbrust mit Gemüse und Vollkornnudeln

Zubereitungsdauer	30 Minuten
Portionen	1
Kalorien pro Portion	1114,9 kcal
Fett	20,5g
Kohlenhydrate	145,7g
Eiweiß	79,7g

Zutaten:

- 200 g Hähnchenbrustfilet
- 200 g Vollkornnudeln
- 1 kleine Zwiebel
- 1 gepresste Knoblauchzehe
- 150 g grüne Bohnen
- 150 g Brokkoli
- 100 g Blumenkohl
- 100 g Paprika
- 1 EL Öl
- Salz, Pfeffer, Gewürze

Zubereitung:

Hähnchen würzen und in Öl anbraten. Gemüse klein schneiden und ebenso würzen und anbraten. Nudeln kochen, abgießen und alles zusammen auf einem Teller servieren.

Rindfleisch-Topf

Zubereitungsdauer	60 Minuten
Portionen	2
Kalorien pro Portion	634,3 kcal
Fett	15,8g
Kohlenhydrate	73,9g
Eiweiß	45,1g

Zutaten:

- 1 Entrecôte (370g) gewürfelt
- 150g geputzte Pfifferlinge
- 2 gewürfelte Zwiebeln, Knoblauchzehen & 500 g Kartoffeln
- 1 klein geschnittene Schmorgurke
- 75ml Weißwein

- ½ Becher Schmand
- Saft einer halben Zitrone
- 1 Bund gehackte Petersilie
- 5g Thymian
- Salz und Steakpfeffer

Zubereitung:
Fleisch scharf anbraten, in einen mittleren Topf geben und ruhen lassen. Kartoffeln kurz im Bratfett mit etwas Butter anbraten, Zwiebeln und Knoblauch zufügen, nach kurzer Zeit die Gurke zugeben und für 5 Min. schmoren, Pfifferlinge für weitere 5 Min. mitbraten. Weißwein angießen, würzen und Kräuter zufügen. Den Schmand unterheben und das Fleisch dazugeben. Den Herd ausstellen und das Fleisch heiß ziehen lassen.

Leber mit Zwiebeln

Zubereitungsdauer	30 Minuten
Portionen	2
Kalorien pro Portion	550,2 kcal
Fett	32,8g
Kohlenhydrate	18,7g
Eiweiß	41,1g

Zutaten:
- 400 g Leber (Rind oder Schwein)
- 2 große Zwiebeln
- 2 EL Butter

Zubereitung:
Butter in einer Pfanne stark erhitzen und Zwiebelringe darin braten, anschließend herausnehmen. Noch mehr Butter erhitzen und Leber hineinlegen. Von beiden Seiten ca. 5 Min. anbraten und währenddessen die Zwiebel wieder hineingeben. Hitze des Herdes nun erhöhen und Leber nochmals von einer Seite stark anbraten.
Es kann anschließend auch noch mit Pfeffer und Salz gewürzt werden. Dazu passt Kartoffelpüree.

Desserts

Vanille-Joghurt mit Himbeeren

Zubereitungsdauer	40 Minuten
Portionen	1
Kalorien pro Portion	330,2 kcal
Fett	8,0g
Kohlenhydrate	27,7g
Eiweiß	34,7g

Zutaten:

- 250 g Joghurt
- 1 EL Xucker (oder Zucker)
- 2 EL Eiweiß-Shake (Vanille)
- 1 EL Chia-Samen
- 150 g TK-Himbeeren

Zubereitung:

Himbeeren mit Xucker bestreuen, während sie langsam auftauen.
Quark und die restlichen Zutaten gut verrühren, nach einer halben Stunde quellen, noch einmal gut umrühren.
Die angetauten Himbeeren in eine Schale füllen und den Quark darüber geben.

Saftiger Kürbiskuchen

Zubereitungsdauer	75 Minuten
Portionen	8
Kalorien pro Portion	206,5 kcal
Fett	10,8g
Kohlenhydrate	9,5g
Eiweiß	16,4g

Zutaten:

- ½ kg Magerquark
- 3 Eier
- 300g Butternut-Kürbis, klein geschnitten
- 150g Frischkäse
- 100g Joghurt
- 50g Kokosraspeln
- 1 Pck. Backpulver
- 80g Xucker und etwas Zimt

Zubereitung:

Kürbis für ca. 8 Min. garen, Wasser weggießen und Kürbis pürieren. Quark, Frischkäse, Kokosraspeln, Xucker, Eier mit dem Püree zu einem glatten Teig vermengen. Teig in eine Springform füllen, für 1 Std. bei 175 °C Ober- Unterhitze backen. Zum Ende mit Zimt bestreuen.

Grießbrei

Zubereitungsdauer	15 Minuten
Portionen	1
Kalorien pro Portion	673,1 kcal
Fett	8,9g
Kohlenhydrate	97,2g
Eiweiß	46,8g

Zutaten:

- 100 g Grieß
- 500 ml Milch
- 20 g Proteinpulver Vanille und etwas Zimt

Zubereitung:
Milch erhitzen, vom Herd herunternehmen, Grieß und Proteinpulver mithilfe eines Schneebesens einrühren. Grießbrei 10 Minuten quellen lassen. Kann in einer Schüssel mit Zimt garniert werden.

Mozzarella-Zimtrolle

Zubereitungsdauer	40 Minuten
Portionen	6
Kalorien pro Portion	200,5 kcal
Fett	11,9g
Kohlenhydrate	4,1g
Eiweiß	17,8g

Zutaten:

- 175 g Mandelmehl
- 2 Eier
- 60 g Frischkäse und 250 g Mozzarella
- 1 Pck. Backpulver und 1 MSP Zimt
- 60 ml kochendes Wasser
- 60 g Xucker & Zimt

Zubereitung:
Frischkäse und Mozzarella zum Schmelzen bringen und mit den Eiern mischen, Mandelmehl, Backpulver, etwas Xucker und Zimt zufügen, verkneten und auf Backpapier geben. Zimt und Xucker zu dem Wasser geben, den Teig damit bestreichen, aufrollen und in Scheiben schneiden. Auf ein Blech legen, bei 160 Grad Umluft für 20 Min. backen. Kekse noch warm mit Topping genießen.

Apfelmus-Nuss-Dessert

Zubereitungsdauer	25 Minuten
Portionen	2
Kalorien pro Portion	591,4 kcal
Fett	16,5g
Kohlenhydrate	91,4g
Eiweiß	15,3g

Zutaten:

- 1kg Äpfel kleingeschnitten, mit Zitrone beträufelt
- 2 Stangen Zimt
- 10g Xucker
- 400g Joghurt, 10% Fett
- 40g Walnüsse

Zubereitung:

100ml Wasser mit Zimtstangen in einem Topf aufsetzen, Äpfel zugeben und für 15 Min. köcheln lassen. Xucker nach Geschmack und mehr Äpfel einrühren und mit einem Stampfer zerdrücken. Etwas Joghurt auf dem Apfelmus in einem Schälchen verteilen und mit Walnüssen garnieren.

Himbeerquarkkuchen

Zubereitungsdauer	30 Stunden
Portionen	8
Kalorien pro Portion	303,5 kcal
Fett	28,2g
Kohlenhydrate	4,1g
Eiweiß	7,2g

Zutaten:

- 500g Mandelmehlteig, entfettet
- 10g Xucker
- 300g Magerquark
- 100g fettarmer Joghurt
- 3 Blatt Gelatine
- 200g frische Himbeeren
- 200g Tortenguss, zuckerfrei

Zubereitung:

Ein entfetteter Mandelmehl-Teig bildet die Grundlage für den Kuchen. Für die Füllung Xucker statt Zucker verwenden. Quark und Joghurt verrühren, auf dem Teig verteilen, Gelatine mit den Himbeeren vermischen und mit einem zuckerfreien Tortenguss übergießen.

Protein-Apfeltorte

Zubereitungsdauer	30 Minuten
Portionen	8
Kalorien pro Portion	156,5 kcal
Fett	6,4g
Kohlenhydrate	7,8g
Eiweiß	15,7g

Zutaten:

- 500 g Quark
- 3 Eier
- 70 g Xucker
- 30 g Proteinpulver
- 30 g Kokosmehl
- ½ Teelöffel Zitronenschale
- 300 g Äpfel, geviertelt
- 50 g Walnüsse, halbiert

Zubereitung:

Quark im Küchentuch ausdrücken. Eigelb und Xucker schaumig schlagen. Quark, Kokosmehl und Zitrone unterrühren. Äpfel und Nüsse dazugeben, steif geschlagene Masse unterheben.

Joghurt-Quarkspeise schwarz-weiß

Zubereitungsdauer	15 Minuten
Portionen	2
Kalorien pro Portion	309,1kcal
Fett	13g
Kohlenhydrate	10,8g
Eiweiß	35g

Zutaten:

- 200g Magerquark
- 100g Joghurt
- 2 EL Eiweißpulver Vanille
- 2 EL Eiweißpulver Schoko
- 1 EL Kakaopulver
- 2 EL Kokosraspeln
- 2 TL Xucker, light
- 1 EL Kokosflocken

Zubereitung:

Quark, Joghurt, Xucker und Kokosraspeln vermischen und in 2 kleine Schüsseln verteilen. In der einen Schüssel das Eiweißpulver Vanille unterrühren und in der anderen Schüssel das Eiweißpulver Schoko und das Kakaopulver einrühren. Nun zuerst den Vanille Quark in das Dessertglas füllen, anschließend den Schokoquark und zum Schluss die Kokosflocken.

Low Carb Himbeertiramisu

Zubereitungsdauer	65 Minuten
Portionen	6
Kalorien pro Portion	155,7 kcal
Fett	13,1g
Kohlenhydrate	3,5g
Eiweiß	4,9g

Zutaten:

- 3 Eier
- 75 g Butter, geschmolzen
- 50 g Xylit
- 5 g Backpulver
- 40 g Kokosmehl
- 50 g Proteinpulver
- Mark einer Vanilleschote
- 200 g gefrorene Himbeeren, püriert
- 2 EL Quark
- 2 EL Mascarpone

Zubereitung:

Die Eier mit dem Xylit und der Vanille schaumig schlagen, die geschmolzene Butter, Proteinpulver Backpulver und das Kokosmehl hinzugeben und alles gut verrühren. Teig auf einem Backblech verteilen, bei 150 Grad für 40 Min. backen, erkalten lassen und kleine Böden ausstechen. Die Hälfte vom Püree mit Mascarpone und Quark glatt rühren. Zuerst den ersten Boden sanft andrücken, dann die Himbeeren darauf geben und anschließend die Quarkmasse darüber. Dann kommt wieder ein Boden, und dann wieder Quark. Wer möchte, kann ein paar Himbeeren ganz lassen, um sie am Schluss ganz oben auf das Dessert zu legen.

Zitronen-Mandel-Kuchen

Zubereitungsdauer	10 Minuten
Portionen	1
Kalorien pro Portion	182,1 kcal
Fett	10,8g
Kohlenhydrate	1,8g
Eiweiß	18g

Zutaten:

- 1 Ei
- 1 EL Milch
- 1 EL Xucker
- 1 EL Eiweißpulver Vanille
- 1 EL gemahlene Mandeln
- ein paar Tropfen Zitronenaroma
- ¼ TL Backpulver

Zubereitung:
Alle Zutaten mit dem Schneebesen gut verrühren und in eine Tasse füllen. Den Tassenkuchen für 4 Minuten, auf höchster Stufe, in der Mikrowelle garen. Anschließend die Tasse direkt auf einen Teller stürzen und den Kuchen mit einer Scheibe Zitrone garnieren.

Schoko-Skyr

Zubereitungsdauer	10 Minuten
Portionen	1
Kalorien pro Portion	365,3 kcal
Fett	12,7g
Kohlenhydrate	13,2g
Eiweiß	47,2g

Zutaten:

- 250 g Skyr
- 2 EL Proteinpulver (Schoko)
- 1 EL Kakao und 2 EL Zucker
- 3 EL Kokos-Raspeln
- Mineralwasser

Zubereitung:
Skyr mit Proteinpulver, Kakao, Kokos-Raspeln und Xucker ordentlich verrühren. So lange Mineralwasser dazugeben, bis eine angenehme Konsistenz erreicht ist.

Snacks

Nussschnecken

Zubereitungsdauer	2 Stunden
Portionen	7
Kalorien pro Portion	179,2 kcal
Fett	13,5g
Kohlenhydrate	4,1g
Eiweiß	9,1g

Zutaten:

- 125 g light Mozzarella
- 50 g Butter oder Kokosöl
- 1 Ei
- 90 g Mandelmehl
- 50 g Erythrit
- 5 g Guarkernmehl
- 1 TL Backpulver
- 50 g Walnüsse (gehackt)
- 2 TL Zimt
- 30 g Kokosblütensirup oder Agavendicksaft

Zubereitung:

Mozzarella zerkleinern und zusammen mit Butter oder Kokosöl und dem Ei pürieren. Mandelmehl mit Erythrit, Guarkernmehl und Backpulver vermischen. Mehlmischung zur Mozzarellamischung geben und daraus einen Teig kneten. Eine Teigkugel formen und in eine Folie einwickeln, danach im Kühlschrank eine Std. ruhen lassen. Die Kugel dann zwischen zwei Backpapierlagen dünn und rechteckig ausrollen, dann das obere Backpapier entfernen.

Für die Füllung Haselnüsse mit 1 TL Zimt, 1 EL Erythrit und dem Kokosblütensirup vermischen und auf dem Teig verteilen. Zum Schluss noch beliebig viel Zimt und Erythrit darüber streuen.

Den Teig dann mithilfe des Backpapiers aufrollen und in ca. 2 cm dicke Scheibchen schneiden. Die Scheiben auf ein Blech legen und anschließend leicht flach drücken. Für 15 min bei 185 Grad backen.

Protein-Nuss-Kekse

Zubereitungsdauer	35 Minuten
Portionen	10
Kalorien pro Portion	128,1 kcal
Fett	11,2g
Kohlenhydrate	2g
Eiweiß	4g

Zutaten:

- 1 Ei
- 50g Puderxucker
- 60g Sonnenblumenkerne
- 70g gehackte Haselnüsse
- 10g Chiasamen
- 15g Kürbiskerne
- 30g geschrotete Leinsamen
- 15g geschmolzenes Kokosöl

Zubereitung:

Das Ei mit dem Puderxucker verrühren. Anschließend die Sonnenblumen- & Kürbiskerne, Nüsse, Chiasamen, Leinsamen mit dem Kokosöl vermischen und zu der Eier-Zucker-Masse hinzugeben. Das Ganze 15 Min. quellen lassen und den Backofen auf 170 Grad erwärmen. Aus der Masse kleine Häufchen formen und auf dem Backpapier anordnen. Die Kekse 15 Min. lang bei Umluft backen lassen.

Dann die Kekse wenden und weitere 8 Min. backen lassen. Nach dem Abkühlen können die Kekse mit flüssiger Schokolade beträufelt werden.

Knusperflocken

Zubereitungsdauer	60 Minuten
Portionen	6
Kalorien pro Portion	297,2 kcal
Fett	25,2g
Kohlenhydrate	9,1g
Eiweiß	6,1g

Zutaten (für 1 Blech):

- 100 g Zartbitterschokolade
- 100 g gestiftelte Mandeln
- 100 ml Sahne
- 2 TL Zimt
- 5 ml Süßstoff
- 20 g Leinsamen
- 10 g Chia-Samen
- 40 g Kokosflocken

Zubereitung:

Die Schokolade im Wasserbad schmelzen lassen, dann Kokosöl, Sahne, Süßstoff zugeben und umrühren, bis sich alles aufgelöst hat. Mandeln, Leinsamen, Chia-Samen, Kokosflocken und Zimt vermischen und zur Schokolade geben und einrühren. Mit zwei Löffeln kleine Papierförmchen mit der Mischung befüllen und alles ganz abkühlen lassen.

Die Knusperflocken bestenfalls im Kühlschrank aufbewahren.

Nusstörtchen

Zubereitungsdauer	10 Minuten
Portionen	1
Kalorien pro Portion	219,8 kcal
Fett	13,8g
Kohlenhydrate	3,6g
Eiweiß	18,7g

Zutaten:

- 1 Ei (Größe L)
- 1 EL Milch
- 1 EL Xucker
- 1 EL gemahlene Nüsse
- 1 EL Eiweißpulver Schoko
- Ein paar Tropfen Stevia
- ½ TL Backpulver

Zubereitung:

Alle Zutaten gut verrühren und in eine große breite Tasse geben. Den Tassenkuchen in der Mikrowelle auf höchster Stufe für 4 Minuten garen. Den fertigen Kuchen auf einen Teller stürzen und mit Sahne, Rahm und/oder Zimt verfeinern.

Proteincookies

Zubereitungsdauer	30 Minuten
Portionen	12 Kekse
Kalorien pro Portion	50,4 kcal
Fett	2,1g
Kohlenhydrate	1,3g
Eiweiß	6,3g

Zutaten:

- 50 g Kokosmehl
- 4 Eier
- 100 g Wasser
- 1 EL Xucker
- ½ Pck. Backpulver
- Jeweils 25 g Vanille-Proteinpulver & Kakaopulver

Zubereitung:
Die Zutaten zu einem gleichmäßigen Keksteig verarbeiten und teilen. Für die Vanillecookies 25 g Vanille-Proteinpulver untermischen und für die Schokocookies 25 g Kakao unterrühren. Alles gut verrühren und in 12 kleinen Portionen auf einem Backblech anordnen. Anschließend die Cookies für 7-8 Minuten backen lassen. Aufmerksam kontrollieren. Nicht, dass sie zu hart und kross werden.

Süßkartoffel-Schoko-Rosen

Zubereitungsdauer	35 Minuten
Portionen	4
Kalorien pro Portion	99,3 kcal
Fett	2,1g
Kohlenhydrate	10,6g
Eiweiß	8,9g

Zutaten:

- 170 g Süßkartoffel, fein geraspelt
- 8 g Backkakao
- 30 g Proteinpulver (bestenfalls Schoko-Haselnuss)
- 7 g Backpulver
- 1 Ei
- 8 g Flohsamenschalen
- Ein Schuss Wasser

Zubereitung:

Alle Zutaten miteinander verkneten und in eine Rosen-Backform geben (oder mit der Hand formen). Nun im Backofen bei 160 °C für 20 Minuten backen.

Protein-Cheesecake

Zubereitungsdauer	20 Minuten
Portionen	4
Kalorien pro Portion	273,9 kcal
Fett	16g
Kohlenhydrate	3,8g
Eiweiß	26,6g

Zutaten:

- 220g Magerquark
- 200g Frischkäse
- 25g Proteinpulver Vanille
- 18g Xylit
- 15g Chiasamen
- 2 Eier
- wenig Salz

Zubereitung:
Alle Zutaten verrühren, hitzebeständige Gläser halb füllen. Im vorgeheizten Ofen bei 160 Grad für 12-15 Min. backen.

Walnuss-Wölkchen

Zubereitungsdauer	45 Minuten
Portionen	16
Kalorien pro Portion	45,8 kcal
Fett	3,9g
Kohlenhydrate	0,9g
Eiweiß	1,4g

Zutaten:

- 100 g gehackte Walnüsse, 15g Flohsamenschalen & ½ TL Zimt vermischt
- 2 Eiweiß mit wenig Salz & 60g Xylit steifschlagen

Zubereitung:
Eiweiß-Masse mit der Nussmischung behutsam vermengen. Auf einem Backblech ca. 16 kleine Häufchen formen, für ungefähr 35 Min. bei 140 Grad backen.

Quark-Muffin

Zubereitungsdauer	30 Minuten
Portionen	12
Kalorien pro Portion	45,6 kcal
Fett	1g
Kohlenhydrate	0,6g
Eiweiß	8,2g

Zutaten:

- 140g Quark
- 2 Eier
- 80g Eiweißpulver Vanille
- ½ Päckchen Backpulver
- 2 TL Flohsamenschalen

Zubereitung:
Die Lebensmittel gut verrühren. Den Teig in Muffinformen verteilen und bei 180°C im vorgeheizten Backofen für 15 Min. backen lassen. Nach dem Backen mit Puderzucker bestreuen.

Protein-Windbeutel

Zubereitungsdauer	35 Minuten
Portionen	16
Kalorien pro Portion	92,2 kcal
Fett	5,7g
Kohlenhydrate	0,7g
Eiweiß	8,8g

Zutaten:

- 140g Joghurt
- 2 Eier
- 80g Eiweißpulver, neutral
- 5g Natron
- 30g Xylit mit 100ml Sahne steif geschlagen

Zubereitung:
Alle Lebensmittel, bis auf die Sahne, gut verrühren. Die Muffinformen einfetten und je ein Esslöffel Teig in eine Mulde füllen, für 20 Min. bei 180 Grad Umluft backen und abkühlen lassen. Geschlagene Sahne in die Windbeutel füllen.

Eiweiß-Schokotörtchen

Zubereitungsdauer	10 Minuten
Portionen	1
Kalorien pro Portion	266,9 kcal
Fett	16,6g
Kohlenhydrate	4,6g
Eiweiß	22,9g

Zutaten:

- 1 Ei (Größe L)
- 15 g Joghurt
- 15 g Eiweißpulver Vanille
- 15 g Nüsse, gemahlen
- 15 g Xucker
- Etwas Stevia
- ½ TL Backpulver

Zubereitung:

Zutaten verrühren und in einen großen Becher füllen. Den Tassenkuchen in der Mikrowelle auf höchster Stufe, für 3-4 Min. garen, auf den Teller stürzen und mit geschmolzener Zartbitterschokolade servieren.

Brote

Eiweiß-Kartoffel-Brot

Zubereitungsdauer	90 Minuten
Portionen	1 Brot
Kalorien pro Portion	3228,0 kcal
Fett	155,2g
Kohlenhydrate	244,9g
Eiweiß	190,5g

Zutaten:

- 200 g Kartoffeln
- 500 g Magerquark
- 200 g Sonnenblumenkerne
- 3 EL Leinsamen
- 6 Eier
- 1 TL Salz
- 300 g Haferkleie
- 1 Päckchen Backpulver
- 1 EL Flohsamenschalen

Zubereitung:

Kartoffeln fein reiben, leicht salzen und dann für etwa 10 Min. ruhig stehen lassen. Alle anderen Zutaten, außer 50 g der Sonnenblumenkerne, verkneten.

Die Kartoffeln in einem Sieb ausdrücken, zum Teig geben, gut miteinander verkneten und in eine Kastenbackform geben.

Die übrig gebliebenen Sonnenblumenkerne auf dem Laib verteilen. Nun das Brot bei 180 °C Umluft (vorgeheizt), 50 Minuten backen.

Bauernbrot (Low Carb)

Zubereitungsdauer	3,5 Stunden
Portionen	1 Brot
Kalorien pro Portion	951,5 kcal
Fett	47,3g
Kohlenhydrate	34,9g
Eiweiß	89,9g

Zutaten:

- 250g Quark
- 150g Naturjoghurt
- 100g Frischkäse
- 100ml kochendes Wasser
- 15ml Weinessig
- 4 Eier
- 5g Salz
- 120g Kartoffelfasern
- 30g Flohsamenschalen, gemahlen
- 1 Päckchen Backpulver
- 5g Trockenhefe + 45ml handwarmes Wasser
- 15g Brotgewürz
- zum Bestreuen 1 EL Kartoffelfasern

Zubereitung:

Zutaten zu einem Leib verarbeiten, eine Kugel formen, in Kartoffelfasern wenden, kreuzweise einritzen, 120 Min. ruhen lassen. Das Brot im vorgeheizten Backofen bei Umluft und 180 Grad für ungefähr 70 Min. backen.

Kerniges Eiweißbrot

Zubereitungsdauer	65 Minuten
Portionen	1 Brot
Kalorien pro Portion	3955,9 kcal
Fett	255,4g
Kohlenhydrate	185,8g
Eiweiß	199,9g

Zutaten:

- 250g Haferkleie
- 50g Haselnusskerne, gemahlen
- 150g Magerquark
- 350g Frischkäse
- 1 Päckchen Backpulver
- 1 EL Flohsamenschalen
- 50g Sonnenblumenkerne
- 6 Eier
- 1TL Salz
- 75g Haselnusskerne
- 100g gemischte Kerne

Zubereitung:

Bis auf 25g Haselnusskerne alle Zutaten vermengen, in eine Kastenform setzen, mit den übrigen Nusskernen bestreuen. Bei 180 Grad 50 Min. backen.

Dunkles Quarkbrot

Zubereitungsdauer	125 Minuten
Portionen	1 Brot
Kalorien pro Portion	1504 kcal
Fett	85,4g
Kohlenhydrate	47,2g
Eiweiß	126g

Zutaten:

- 400g Quark
- 2 Eier
- 50g Weizenkleie
- 130g Körner (Sonnenblume und Kürbis)
- 2 Esslöffel Natron
- 1 Teelöffel Salz
- 30g Leinsamen, geschrotet
- 25g Flohsamen
- 15g Hanfmehl
- 15g Sojamehl

Zubereitung:

Alle Lebensmittel zu einem Teig verarbeiten, 20 Min. quellen lassen. Das Brot bei 160°C für 90 Minuten bei Ober- und Unterhitze backen.

Eiweiß-Sandwich-Brot mit Bärlauch und Kräuter

Zubereitungsdauer	30 Minuten
Portionen	1 Brot
Kalorien pro Portion	1356,2 kcal
Fett	108,1g
Kohlenhydrate	14,9g
Eiweiß	70,7g

Zutaten

- 250g Quark Vollfettstufe
- 3 Eier Größe L
- 100g Mandeln, gemahlen
- ½ Päckchen Backpulver
- Je 1 TL gehackter Bärlauch, Petersilie und Kresse, Pfeffer aus der Mühle
- 30g Chiasamen

Zubereitung:
Die oben genannten Zutaten zu einem geschmeidigen Teig verarbeiten, auf ein Blech streichen, bei Umluft 180 Grad 15-18 Min. backen. Brot noch heiß in Stücke schneiden.

Kartoffelfaser-Brot

Zubereitungsdauer	90 Minuten
Portionen	1 Brot
Kalorien pro Portion	851,6 kcal
Fett	25,7g
Kohlenhydrate	33,9g
Eiweiß	92,8g

Zutaten:

- 350g Quark
- 150g griechischer Joghurt
- 4 Eier
- 100ml Wasser
- 120g Kartoffelfasern
- 30g Flohsamenschalen
- 1 Pck. Trockenhefe und 1 Pck. Backpulver
- 5g Salz
- 30ml Apfelessig

Zubereitung:
Alle Zutaten vermischen und gut verrühren, 10 Min. rasten lassen. Das Brot bei 175°C für 60-70 Min. Umluft backen.

Hüttenkäse-Brötchen

Zubereitungsdauer	75 Minuten
Portionen	8
Kalorien pro Portion	125 kcal
Fett	7,8g
Kohlenhydrate	2,3g
Eiweiß	10,5g

Zutaten:

- 400g Hüttenkäse
- 4 Eier
- 50g Flohsamenschalen
- 1 TL Salz
- 1 Päckchen Backpulver
- 50g Sesam

Zubereitung:
Hüttenkäse, Eier und Salz verrühren. Die Flohsamenschalen, das Backpulver und den Sesam hinzufügen und unterrühren. Den fertigen Teig für 10 Minuten quellen lassen. Anschließend aus dem Teig 8 Brötchen formen und auf einem Backblech mit Backpapier verteilen. Brötchen für 50 Min. bei 150 Grad Ober-Unterhitze backen.

Karotten-Eiweiß-Brot

Zubereitungsdauer	70 Minuten
Portionen	1 Brot
Kalorien pro Portion	3305,4 kcal
Fett	168,6g
Kohlenhydrate	225,8g
Eiweiß	198g

Zutaten:

- ½ kg Magerquark
- 300g Haferkleie
- 200g Sonnenblumenkerne
- 45g Leinsamen
- 15g Flohsamenschalen
- 6 Eier
- 5g Salz
- 1 Pck. Backpulver
- 100 g geschälte & fein geriebene Möhren

Zubereitung:
Zutaten, bis auf 50g Sonnenblumenkerne, zu einem Teig verkneten, in die Kastenform geben, mit übrigen Kernen berieseln. 50 Min. bei Umluft 180 Grad backen.

Eierfladenbrot

Zubereitungsdauer	20 Minuten
Portionen	1
Kalorien pro Portion	365,7 kcal
Fett	26,6g
Kohlenhydrate	1,7g
Eiweiß	27,3g

Zutaten:

- 3 Eiweiß mit ¼ TL Backpulver, steif geschlagen
- 3 Eigelb mit 3 EL Frischkäse, verrührt

Zubereitung:
Eischnee behutsam unter die Frischkäse-Ei-Masse heben, mit Hilfe eines Löffels portionsweise auf ein Blech setzen. Für gute 15 Min. bei 150 Grad Umluft backen.

Kürbis-Brot

Zubereitungsdauer	70 Minuten
Portionen	1 Brot
Kalorien pro Portion	2918,9 kcal
Fett	152,3g
Kohlenhydrate	174,7g
Eiweiß	191,8g

Zutaten:

- 200g Haferkleie
- 1/2kg Magerquark
- 45g Leinsamen
- 6 Eier
- 5g Salz und 1 Päckchen Backpulver
- 15g Flohsamenschalen
- 150g Kürbisfleisch
- 200g Kürbiskerne

Zubereitung:
Backofen vorheizen, dann Kürbis waschen und fein reiben. Die Haferkleie, Magerquark, Leinsamen, Eier, Salz, Backpulver, Flohsamen, Kürbisfleisch und 150g Kürbiskerne vermischen und gut durchkneten. Den geriebenen Kürbis zum Teig hinzufügen,

alles gut verkneten und in eine Kastenbackform geben. Die restlichen 50g der Kürbiskerne auf dem Teig verteilen. Das Brot nun für 50 Minuten bei 180°C Umluft backen lassen.

Protein-Weißbrot

Zubereitungsdauer	65 Minuten
Portionen	1 Brot
Kalorien pro Portion	1212,2 kcal
Fett	71,8g
Kohlenhydrate	13,9g
Eiweiß	119,0g

Zutaten:

- 150 g Quark
- 3 Eier
- 100 ml Wasser
- 40 g Butter
- ½ TL Salz
- 1 Päckchen Backpulver
- 60 g Mandelmehl
- 60 g Eiweißpulver, neutral
- 25 g Flohsamenschalen
- 30g Sesamsaat, weiß

Zubereitung:

Den Backofen vorheizen. Bis auf die Sesamsaat alle Zutaten gut vermischen, in eine Kastenform füllen, mit Sesam bestreuen. Für 50 Min. bei 175°C Umluft backen.

Brot mit Schafskäse und Oliven

Zubereitungsdauer	70 Minuten
Portionen	1 Brot
Kalorien pro Portion	1782 kcal
Fett	128,3g
Kohlenhydrate	23,6g
Eiweiß	199,9g

Zutaten:

- 300g Magerquark
- 6 Eier
- 1 TL Salz
- 1 Päckchen Backpulver
- 100g gemahlene Mandeln
- 100g Leinsamen, geschrotet
- 4 EL Weizenkleie

Zubereitung:

Alle Zutaten gut miteinander vermischen und in die Kastenform geben. Das Brot bei 170°C für etwa 1 Std. backen.

Das gewisse Extra: Als kleines Extra können auch noch weitere Zutaten in den Teig gemischt werden. Z.B. 1. getrocknete Tomaten und Oliven, 2. Light Schinken und Röstzwiebeln oder 3. Feta und Oliven und 4. frische Lauchzwiebeln.

Schluss

Wenn Sie dieses Buch gelesen haben, wissen Sie, was eigentlich mit Muskelaufbau gemeint ist und wie der Stoffwechsel im Groben funktioniert. Sie kennen nicht nur die verschiedenen Arten von Muskelfasern, sondern auch die unterschiedlichen Trainingsarten. Ihnen ist bewusst, worauf es ankommt, um schnell und richtig Muskeln aufzubauen. Darüber hinaus, sind Sie in der Lage, Ihren Stoffwechseltyp zu bestimmen, und können so Ihren täglichen Bedarf an Fetten und Proteinen festsetzen.
Wenn Sie all die Tipps aus diesem Ratgeber berücksichtigen, steht Ihrem persönlichen Erfolg und einem raschen Muskelaufbau nichts mehr im Wege. Auch das richtige Mindset werden Sie dazu entwickeln, wenn Sie es nicht schon ohnehin mitbringen. Entscheiden Sie für sich selbst, ob Sie zuerst in die Phase des Fettabbaus gehen möchten oder sofort mit dem Muskelaufbau beginnen. Beachten Sie dabei, dass jeder „Dünne" definiert aussieht, da keine Fettschicht die Muskulatur überlagert. Muskeln haben alle Menschen. Lassen Sie sich deshalb zuerst Ihr Körperfett in Prozent berechnen, zum Beispiel mit einer professionellen Körperfettwaage, die sowohl an Hand- als auch an Fußflächen misst. Je geringer der Fettanteil an Ihrem Körper, desto mehr wird man die Muskeln nachher bestaunen können, das ist klar.

Entdecken Sie nun die Leidenschaft für das Krafttraining, egal ob mit oder ohne Geräte, im Fitnessstudio, zuhause oder draußen.
Machen Sie aus sich die beste Version Ihrer selbst. Dabei sollen Sie nicht nur viel Erfolg, sondern auch viel Spaß haben. Denn Krafttraining setzt Glückshormone frei!

Danke

Ich hoffe, Ihnen mit meinem Muskelaufbau-Ratgeber geholfen zu haben, und bedanke mich recht herzlich für das Lesen und Ihr entgegengebrachtes Vertrauen in meine Tipps über Sport und Ernährung. Ebenso geht ein großer Dank an meine hochgeschätzten Autorenkollegen DIE FITNESSPROFIS, die sich an diesem Werk beteiligten. Die gemeinsame Arbeit an diesem Buch hat mir viel Freude bereitet. Übrigens werden Ihnen alle 150 Fotos zu den Rezepten aus diesem Buch zum gratis Download angeboten, um Ihnen einen günstigeren Preis anbieten zu können.
Für Ihr Training sowie Ihre Ernährungsumstellung wünsche ich Ihnen viel Erfolg. Außerdem ein gutes Gelingen beim Nachkochen meiner Rezepte. Alles Gute für Sie, mögen Sie Ihre Ziele schnell erreichen und viele Muskeln aufbauen!

Ihr Kilian S. Berger

Ich freue mich über Ihr Feedback

Für mich ist es sehr wichtig, Feedback zu meinem Buch zu bekommen. Wenn Sie Anregungen oder Verbesserungsvorschläge haben, so schreiben Sie mir doch bitte eine Mail an: greatebooks.4u@gmail.com, bevor Sie eine schlechte Bewertung abgeben. Ich freue mich sehr über konstruktive Kritik. Da es mich viel Zeit und Energie gekostet hat, dieses Buch zu erstellen, wäre ich Ihnen sehr dankbar, wenn Sie mir anstelle einer schlechten Bewertung Ihre Verbesserungsvorschläge persönlich zukommen lassen. Denn dann hätte ich eine Chance, Ihre Kritik anzunehmen und mein Buch zu verbessern. Über eine positive Rückmeldung in Form einer Rezension auf Amazon würde ich mich ebenfalls sehr freuen. Diese können Sie wie folgt erstellen: Besuchen Sie auf Amazon.de die Produktseite des Artikels, für den Sie eine Rezension erstellen möchten. Klicken Sie unter Kundenrezensionen auf „Kundenrezension verfassen". Bewerten Sie den Artikel und verfassen Ihre Rezension.

Über die Autoren

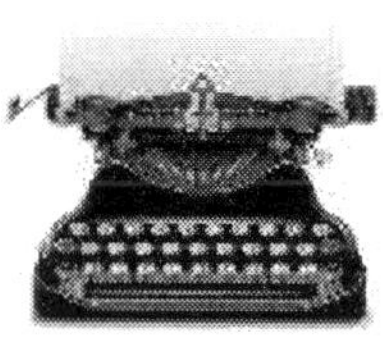

Der Autor Kilian S. Berger arbeitet an qualitativ hochwertigen Fitnessbüchern, die er den neuesten Sporttrends sowie den besten Ernährungsformen widmet. Damit Sie „up to date", fit und gesund bleiben, schreibt er regelmäßig für „Great Books 4YOU". Außerdem wählt er als ambitionierter Koch leckere & gesunde Rezepte für seine Werke aus, um Ihnen frischen Wind in Ihrer Küche zu bescheren.

„Perfekt gibt es nicht – sei einfach nur du selbst und sorge gut für dich & deinen Körper" ist das Motto des sympathischen, aufstrebenden Autors.
Kilian hat schon immer gern Sport gemacht, am liebsten im Freien. Er legt großen Wert auf Natürlichkeit und die richtige Work-Life-Balance. Als IST Diplom Sport- und Gesundheitstrainer verfügt er über verschiedene Lizenzen zur Ernährungsberatung und zum Fitnesstrainer. Seiner Leidenschaft Sportunterricht zu geben, geht er seit über 10 Jahren beruflich nach.
Kilians Bodenständigkeit, innere Ruhe sowie seine Professionalität machen ihn zu einem sehr angenehmen Zeitgenossen, schwärmen seine Freunde und Kollegen.

Mit seinen Büchern hofft Kilian, Ihnen genau das zu bieten, das Sie brauchen, um sich rundum wohl in Ihrem Körper zu fühlen und Ihre Träume und Ziele zu erreichen.

Die Fitness Profis sind ein aufstrebendes Team, das sich mit großer Begeisterung und Leidenschaft dem Thema Fitness & Ernährung widmet. Sie arbeiten gemeinsam an qualitativen Ratgebern, in denen sie nicht nur die besten Tipps und effektivsten Methoden zur Fettverbrennung zusammenfassen sondern auch leckere Rezepte zum Abnehmen. Bei der Arbeit geben Sie täglich alles und probieren für ihre Leserschaft gerne neue Trendsport-Arten und Ernährungsformen aus. Anderen zu helfen und den Menschen einen gesünderen Lifestyle zu vermitteln, sehen sie als ihre Berufung an. Das Team der Fitness Profis besteht aus fünf Personen, die sich sowohl privat als auch beruflich mit Fitness, Ernährung und der Gewichtsreduktion beschäftigen. Leandra Stark, Richard Fitter, IST DIPLOM Sport- u. Gesundheitstrainer Alexander Kraft, Leona Stern und Beatrice Jessel arbeiten regelmäßig an neuen Ratgebern im Gesundheitsbereich. Sie wissen, worauf es in der heutigen Zeit ankommt und bieten ihren Lesern genau das, was sie brauchen: nämlich Methoden, die sich leicht in den Alltag integrieren lassen und schnell funktionieren. Denn kaum einer hat heute noch viel Zeit oder Energie übrig. Das engagierte Autorenteam brilliert mit seiner vielfältigen Erfahrung in der Ernährungsberatung, im Personal Training, im Kochen u.v.m. Jeder der Fünf trägt mit seinem speziellen Fachwissen einen wertvollen Teil zum Ganzen bei. Das ist einer der Hauptgründe, warum Sie bei Büchern der Fitness Profis auf sehr hohe Qualität treffen. Lassen auch Sie sich überzeugen und lesen ein Buch des Teams, damit Sie noch heute den ersten Schritt in ein gesünderes Leben machen! Beim Erreichen Ihrer Ziele wünschen Ihnen DIE FITNESS PROFIS viel Erfolg & Spaß!

Weitere Bücher der Autoren

Hier finden Sie weitere Bücher der engagierten Autoren. Wenn Sie sich gesünder ernähren, fitter werden oder neue Kochtrends für sich entdecken wollen, dann lesen Sie unbedingt die anderen Exemplare der sympathischen Autoren. Ihre Ratgeber werden Sie darin unterstützen, sich wohler in Ihrem Körper zu fühlen, ein gesünderes Leben zu führen und dabei Essen ganz neu zu genießen.

KILIAN S. BERGER auf Amazon.de
https://great-books4you.com/Kilian-S.-Berger

DIE FITNESSPROFIS auf Amazon.de
https://amzn.to/2Gjv1KG

Haftungsausschluss

Der Autor übernimmt keinerlei Gewähr für die Aktualität, Korrektheit, Vollständigkeit oder Qualität der bereitgestellten Informationen und weiteren Informationen. Haftungsansprüche gegen den Autor, welche sich auf Schäden materieller oder ideeller Art beziehen, die durch die Nutzung oder Nichtnutzung der dargebotenen Informationen bzw. durch die Nutzung fehlerhafter und unvollständiger Informationen verursacht wurden, sind grundsätzlich ausgeschlossen, sofern seitens des Autors kein nachweislich vorsätzliches oder grob fahrlässiges Verschulden vorliegt. Alle Angaben wurden vom Autor mit größter Sorgfalt und nach bestem Wissen und Gewissen recherchiert oder spiegeln seine eigene Meinung wieder. Der Inhalt des Buches passt möglicherweise nicht zu jedem Leser und die Umsetzung erfolgt ausdrücklich auf eigenes Risiko. Es gibt keine Garantie dafür, dass alles genau so, bei jedem Leser, zu genau den gleichen Ergebnissen führt. Der Autor und/oder Herausgeber kann für etwaige Schäden jedweder Art aus keinem Rechtsgrund eine Haftung übernehmen. Bei den mit einem Sternchen (*) gekennzeichneten Links handelt es sich um Werbelinks. Wenn Sie über so einen Link in einem Shop landen, dann erhält der Autor dieses Buches eine kleine Provision, falls Sie etwas kaufen. Für Sie macht es keinen Unterschied, denn Sie bezahlen genau den gleichen Preis für das gekaufte Produkt. Für den Autor macht es hingegen einen Unterschied, denn es trägt etwas dazu bei, seine Kosten zu begleichen.

Urheberrecht

Quellenverzeichnis

https://epdf.tips/
community.ximig.de/
fischernetz.info/
https://docplayer.org/
https://propertibazar.com/
vegetarian-minutes.com/
https://www.chefkoch.de/
www.heiner-koenig.de/
https://www.klein-putz.net/
https://www.mamacommunity.de/
gotomeenskitchen.blogspot.com/
nymphisrezeptewelt.blogspot.com/

https://ranula.wordpress.com/
https://www.unsere-pfoten.de/
wessels-welt.blogspot.com/
https://vdocuments.site/
https://www.kochrezepte.de/

Impressum

IST Diplom Sport- u. Gesundheitstrainer Kilian S. Berger &
Die Fitness Profis

1. Auflage 2019

Kontakt:
"Great-Ebooks4U"
c/o Bianca Kronsteiner
impressumservice.net
Robert-Preußler-Straße 13 / TOP 1
5020 Salzburg
AT – Österreich
greatebooks.4u@gmail.com

Covergestaltung: Peter Bold
Fotos: www.depositphotos.com

Printed in Poland
by Amazon Fulfillment
Poland Sp. z o.o., Wrocław

49867648R00087